陈文伯
临证验案百例

陈文伯　著

中国中医药出版社

·北　京·

图书在版编目（CIP）数据

陈文伯临证验案百例 / 陈文伯著 . —北京：中国中医药出版社，2015.5（2025.5重印）

ISBN 978-7-5132-2165-8

Ⅰ . ①陈… Ⅱ . ①陈… Ⅲ . ①医案—汇编—中国—现代 Ⅳ . ① R249.7

中国版本图书馆 CIP 数据核字（2014）第 281230 号

中 国 中 医 药 出 版 社 出 版

北京经济技术开发区科创十三街 31 号院二区 8 号楼

邮政编码　100176

传真　010 64405721

河北省武强县画业有限责任公司印刷

各地新华书店经销

*

开本 880×1230　1/32　印张 6.375　彩插 0.25　字数 96 千字

2015 年 5 月第 1 版　2025 年 5 月第 5 次印刷

书号　ISBN 978-7-5132-2165-8

*

定价　29.00 元

网址　www.cptcm.com

服务热线　010 64405510

购书热线　010 89535836

微信服务号　zgzyycbs

微商城网址　http：//kdt.im/LIdUGr

官方微博　http：//e.weibo.com/cptcm

天猫旗舰店网址　https：//zgzyycbs.tmall.com

内容提要

　　本书是国家级名老中医陈文伯的临证验案约 100 例，包括糖尿病、肾病、肝胆病、心脑血管病、肺系病、脾胃病、结核病、皮外科病、五官科病、男女科病等疾病，体现了陈老多年临证经验的精华。陈文伯教授擅长治疗中医内科疑难杂病，是著名的中医内科专家，并且是全国著名男科专家。本书对于临床医生是珍贵的经验参考。

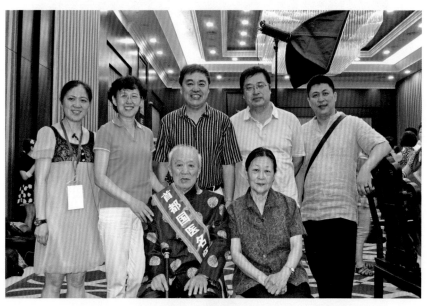

陈文伯教授被评为"首都国医名师"（2014 年）

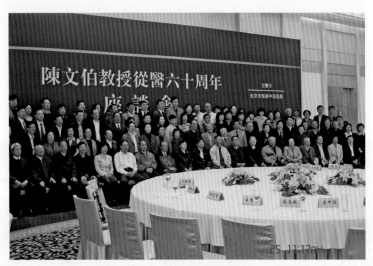

陈文伯教授从医 60 周年座谈会（2009 年）

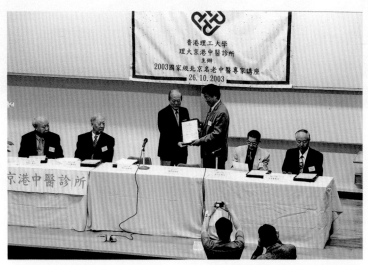

陈文伯教授与吴定寰、方和谦、贺普仁等在香港理工大学讲座（2003 年）

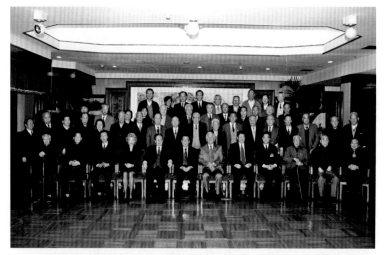

陈文伯教授参加新中国成立后第二次中医大聚会（前排右一，1996 年）

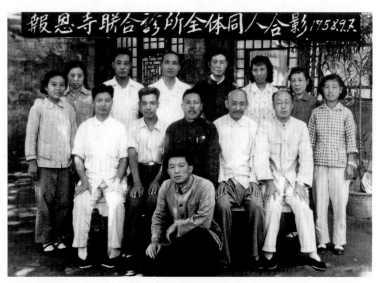

陈文伯教授与报恩寺联合诊所全体同仁合影（前排，1958 年）

鼓樓中醫醫院

陳文伯名醫傳承工作站專家處方箋

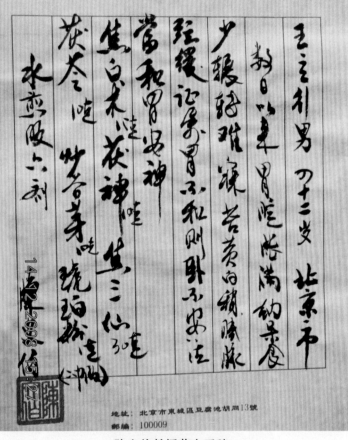

王立利 男 四十三歲 北京市

彩日以来胃脘胀满纳差

少肠好难寐苦黄白稠腻脉

经缓记案胃不和则卧不安法

当和胃安神

焦白术 茯神吃

焦白术 茯神吃 生三仙30隻

茯苓吃 炒枣仁吃 琥珀粉冲服

永远服六剂

14临床2098 侨

地址：北京市東城區鼓樓池胡同13號
郵編：100009

陈文伯教授药方手稿

方和谦序

　　陈文伯先生是当代北京著名中医，与我早年友善，互相切磋医理，先生治学认真，擅长中医临床，经验丰富，功底厚实，其所著之书，由中国中医药出版社出版，为了实悟，明了系统及广布学绩，以存真绩，求序于余，我代题之曰："神而明之，存乎其人。"乃为人民服务，不朽之宏业，以彰于世，是为之序。

国医大师：方和谦

二〇〇九年中秋节于北京朝阳医院

自 序

耳濡目染，志在岐黄

我出生于中医世家，由于家境贫寒，我们兄弟6人与父母共8口人住在不足12平方米的一间平房里。先父只好长期住在北平平民医院内，在学龄时期，我得于先父对我的宠爱，每年寒暑假期间常与其一起住在医院的宿舍里，从而减轻家里拥挤的烦恼。有时清早我看到许多贫困的病人围在中医眼科门诊候诊，好奇心使我走进室内，看到先父在神奇的"压葫芦"底部，装入中药水丸，兑入适量的白开水，使水丸溶化，将此药葫芦扣在患者的病眼上，十余分钟后，当患者感到疼痛较甚时，用长钝针在葫芦底部放气，把药葫芦拿下，眼病立即好转。先父告诉我说：此药葫芦可以治疗暴发火眼、内外障眼和其他一些常见的眼病，不同的眼病，可以用不同的水丸与热水混合后，利用其气，将药葫芦拔在病眼上，药物蒸发后，药到病所，病随药愈。当我在候诊室听到病人议论用此方法治疗眼病很快就好了时，我欣然地感到骄傲，有这样一位受病人称赞的父亲，我惬意地笑了。此后，在我心里埋下了一个强烈的愿望：长大以后也当一名为穷苦人治病的大夫。

　　1945 年，日本宣布无条件投降，北京全城沸腾，人人喜出望外。感叹前两年我和两个哥哥轮流排队买混合面的苦日子不会再来了。一次，我家邻居一个 6 岁的男孩得了"白口糊"（走马牙疳），如不及时治疗，不仅满口牙齿会烂掉，而且会危及生命。我的母亲着急地对我说："人家孩子的妈妈来求医，你赶快去医院告诉你爸爸想想办法。"我急忙到了医院，把详情告诉了父亲。晚上，父亲把配好的中药散剂无偿地赠给病人。待痊愈时，邻居全家到我们家来感谢，说："陈大夫送来的药救了我们孩子的一条命啊！"那时，我虽然只有 10 岁，却正式地对父亲说："我现在还小，要好好地读书学习，不然看不懂中医书，怎么当大夫呀？"我当时的成绩中等，贪玩，不是一个刻苦学习的孩子。自知理亏的我暗下决心：好好学习，将来当一个为穷苦人治病的好大夫。

　　1949 年，新中国成立前北京"物价一日三涨，吃了上顿没下顿"的苦日子不再会有了。但是我们兄弟 6 人全靠我父亲一个人的工资养活，6 个孩子上中小学，的确感到难以维持生活。父亲严肃地对我说："你从小就想当个中医大夫，现在就学中医吧。"我当时高兴地答应了。1949 年 6 月，我 13 岁时，拜师京城名医、原北平国医学院董事、北平平民医院中医科主任陈世安先生门下学习中医。先师首先让我背诵《药性赋》《汤头歌诀》，2 年后，让我以《医宗金鉴》为蓝本，重点通读《伤寒论》《金匮要略》《四诊心法》《杂病心法》《妇科心法》《幼科心法》等。在此基础上通读《内经知要》《温病条辨》《神农本草经》原著。当我对《内经》原文不理解而请教先师时，先师结合病证解释后，又耐心地教导我说:"看书要静下心来,心浮气躁难以读懂医书之理,要多读几遍,多看各家注解。"随后,我跟老师抄方,进入临床。先师诊治风热感冒时,让我背诵银翘散;诊治风热咳嗽时,让我背诵桑菊饮。这时我感到自己背诵的医书,在临证时真的用上了。经过一年四季跟师诊治感冒与热病,加深了我对《伤寒论》和《温病条辨》的理解。

1954年,我加入了北京中医学会,成为预备会员,同时参加"中医讲习班",随后考入了北京中医进修学校。3年系统地中医理论学习,使我对中医学的整体论、内因论及辨证论治的理论核心内容有了一个概括的了解。1957年4月我加入"报恩寺中医联合诊所",担任中医师,不仅跟师进一步学习,而且受到原北平国医学院院长孔伯华先生的弟子刘学文和唐泽丰的"中医汇通学派"的指导,唐泽丰多次带来他在20世纪40年代跟师孔伯华先生的临证医案,使我大开眼界,获益匪浅,进一步认识到中医学的博大精深,各大学派均有独特的学术观点。8年的中医学习与初步的临床实践,使我真正地进入了中医的大门。此时,我如梦方醒,意识到今后的学习,尤其是临证看病,审证求因是艰难的。我暗下决心,要在临床实践中苦读中医古籍10年。

勤求古训,勇于实践

1958年,在北京市卫生局的领导下,我参加组建北京市东城区北新桥医院。这是一所基层的西医综合小医院,其中设有中医科、针灸科。我和先师都在中医内科工作。虽然我已经能独立诊治病人,但是始终没有停止向先师学习。先师每日诊病，门庭若市，而我一天没有几个病人。但这并没有使我气馁，而是促使我更加认真地跟师学习和努力研读古医籍。

1959 年冬季，北京市麻疹流行，麻疹合并肺炎死亡率极高，尽管西医使用青链霉素，但是病儿死亡率仍居高不下。先师认为："麻疹不出致使疹毒阻肺，治疗关键在于透疹宣肺，使毒邪外出则安。"我和先师经常一起在麻疹合并肺炎病房中会诊，采取中药治疗，获得良效。由于病人多，医院实施 24 小时值班制，我每日往诊病人家中数十次，用中药治疗麻疹合并肺炎，使死亡率大幅下降。几个月麻疹合并肺炎的防治工作使我认识到：看书学习固然重要，但在临床实践中的学习更加重要。

1960 年，我国处于经济困难时期，全市很多人出现营养不良性水肿，当时运用健脾益肾中药治疗取得良效受到当地政府的赞扬。说明中医理论必须与临床实践相结合才能显示出它的活力。

1961 年，我因饮食不节，起居无常，罹患化脓性阑尾炎，经上级医院外科主任确诊后，要求立即手术。此时，我想到以前曾以大黄牡丹汤加减方治疗急性阑尾炎取得良效，虽然没有治疗过化脓性阑尾炎，但仲景在《金匮要略》一书中记载："肠内有痈脓，薏苡附子败酱散主之。"我决意自己用中药治疗，处方为：薏苡仁、败酱草、冬瓜子、蒲公英、紫花地丁、桃仁、甘草。服此方一剂痛止，二剂身安，三剂痊愈，状如常人。

1962 年，我从事中医门诊工作 5 年后，求诊者日益增多。本院外科术后病人亦要求我会诊，如深部脓肿术后，新肉不生，形成凹陷，我采用外科消、托、补三大法则之补法为主治疗，一周后新肉迅速生长，痊愈出院。再如丹毒高热病人不能来院者，我到病人家中往诊，一般采用清热解毒、活血化瘀的方药治疗，多在一周内痊愈。我在门诊多以治疗内科热病、妇科、儿科疾病为主，同时仍坚持学习《外科正宗》《外科证治全生集》等专著，以适应病人之需求。

1963 年，在北新桥地区住着一位 72 岁高龄的"支饮"病人，西医诊为"结核性渗出性胸膜炎"合并心衰，经住院治疗病情未减，出院在家，求余往诊治之。仲景先师以木防己去石膏加茯苓芒硝汤治疗虚证之"支饮"病证，而此时病人已心衰，动则喘促不安，仰卧及坐起时面如白纸，心悸汗出，有欲脱之势。思之良久，以扶正祛邪法治之。仿仲景方，用西洋参、生黄芪补元扶正，以炒白术、茯苓、山药健脾祛痰，重用薏苡仁化饮祛邪，每日服 3 次。山药粥频服。半月后可下床行走，月余可骑自行车出行。

1964 年，我的长子一岁半，因罹患"腺病毒性肺炎"住儿童医院治疗半月余，因呼吸衰竭合并心力衰竭，医院多次下病危通知，无奈只好将患儿接回家中。症见：身热已退，唯鼻翼扇动，昏睡，哭而无声，呼吸微弱，口唇紫绀，尿少，脉微细欲绝。证属邪阻心肺，正气欲脱。在先师指导下，急拟西洋参、藏红花、桃仁、杏仁、川贝母、麦冬、五味子、生甘草、蛤蚧尾。用滴管从口角处滴入，每日 6 次，每次 10 滴，3 日后患儿睁开双眼，尿量增多，仍哭声细微，大便稀少，脉沉细弱。继以前方加山药进服。7 日后诸症悉减。前方加白术、生黄芪，每日仍滴 6 次，每次增至 15 滴，调理月余痊愈。在此一个多月内，我被迫阅读《幼科心法要诀》《幼幼新书》等多部儿科专著，备感"临证用时方恨少"，特别是哮喘病篇，使我终生受益匪浅。至1969年，由于勤求古训，勇于实践，疗效不断提高，每日求诊者日渐增多。

全面继承，不断创新

没有全面的继承，创新就无从谈起。中医学术必须不断创新，否则就会停滞不前。中医药学是在我国五千年的优秀中华文化和科技生产力的实践中造就的，具有其独特的系统科学理论，在新世纪里，中医学必须按照自身的发展规律并辅以现代科学技术，不断地完善和发展自己。

我在20世纪70年代初主持中医科研工作时，亲自建立中医院急腹症病房，在收治"石淋"（肾结石）病人中，一般肾结石直径在1cm以下者以清热利湿、通淋排石法，2周左右均可排石；肾结石直径在1.5cm以上者，则必须采用"化石法"，尤其是肾结石在肾盏部位者。在前贤各家学说基础上，我提出"以石化石"法，重用鱼脑石、滑石、芒硝等，获得良效。有一例病人因双肾结石被切除一个肾，另外一个肾结石直径在1.8cm以上，无奈求助于中医治疗。我采用"以石化石"之中药方为主，治疗数月，结石从中间断裂成两块从而排除。至今许多经中西医排石疗效不佳者我以此法治之均取得了较好的效果。对病房收治的急性阑尾炎患者，则以《金匮要略》中大黄牡丹汤、桃核承气汤加减化裁治疗，对化脓性阑尾炎则以薏苡附子败酱散为主方治疗。但对于反复发作的"肠痈"（慢性阑尾炎），则广泛吸取各家经验，结合自己临床实践，自拟"五子汤"（冬瓜仁、瓜蒌仁、甜瓜子仁、薏苡仁、桃仁）治疗，亦有良效。并通过多年临床实践的总结，自拟"肠痈通用方"：马齿苋、蒲公英、桃仁、丹皮、薏苡仁、冬瓜仁、生甘草，治疗肠痈屡用屡效，从而免除病人手术之苦。

20 世纪 70 年代期间，我还主管中西医结合工作。在此期间，医院西学中医师以"中药剂暴露疗法"先后收治了 800 余例烧伤病人，其中对于深Ⅱ度病人进行植皮治疗，除 1 例因大面积深度烧伤（面积到 98%）的病儿因气管黏膜脱落窒息死亡外，均治愈出院。在治疗过程中，为防止败血症的出现，从病人入院第 2 天起均服用我自拟的清心泻火、凉血解毒的中药汤剂，连服 3 天，无一例出现败血症，均平安度过了烧伤高热期，为日后的治疗打下了良好的基础。这些经验在全国烧伤学术会议上进行了交流，得到了高度评价。另一位西学中医师在先师的指导下，用中药石灰、大黄配成制剂，用注射器注入淋巴结核瘘管内，使多年不愈的淋巴结核患者得到了根治，此项成果获北京市科技进步二等奖。由于我在主管医院中西医结合工作期间开展的"中医急腹症病房""中西医结合治疗烧伤""中药石灰、大黄治疗淋病结核"三项科研工作中突出中医特色，1971 年被评为"北京市卫生系统科技先进工作者"。

1979 年至 1981 年，我奉调至北京市卫生局中医处，负责中医工作。在此期间，我对全市中医和中西医结合工作进行了调研，了解到在中医发展的大好形势下尚有诸多困难，必须做到不跟风、不随流、不盲从，坚定地走符合中医自身发展的道路。

1981 年 2 月，我被调到北京鼓楼中医医院担任业务院长（其间巫君玉任院长，他 1983 年调任北京市卫生局副局长）。依据上级指示，"要把鼓楼中医医院办成名副其实的中医医院，而不是西医综合医院和中西医结合医院"。鼓楼中医医院前身为煤炭部职工医院，后改为地方西医综合医院，1974 年成为中医医院，但实际上只有中医、针灸、骨科 3 个中医科室。我认为，要办成一所名副其实的中医医院，首先要有中医用中药来为患者治病，要有中医的病房，要有 24 小时值班的中医急诊室，要有一定数量的突出中医特色的科室，要以中医科研为龙头，中医学术为基础，否则只能是不伦不类的"中医院"，中医并不能真正得到发展。

在此期间，我作为业务院长，身体力行，1981 年首先建立了北京市第一家中医男科门诊。1982 年在市卫生局直接领导下举办了第一期"中医急症理论学习班"，为北京市培训了 50 余名中医主治医师以上的从事中医急症工作的人才队伍。1983 年 3 月 1 日，创立了北京市第一家"中医急诊科"。在科研方面，我主持立项"药膳'合雀报喜'治疗男性不育"的市科委科研课题，通过对 40 例男性不育患者的临床观察，服用 1 个月的药膳，有效率达 84%。证实药膳不仅对人体有补益作用，而且使 80% 以上的患者精子数量上升，其中 2 例服药膳后其妻受孕，1 例经染色体检查证实精子染色体中间断裂（其妻所生 2 女婴均因此夭折）。服药膳 1 个月后复查：染色体中间断裂已消失。证明中药不仅可以改善精子活动功能和生发精子，亦具备修复受损的精子染色体作用，此结果于 1984 年见报后轰动了全市乃至全国。此外，鼓楼中医医院肠道门诊、肝炎门诊、肾病门诊全部由中医师接诊病人，设置了 50 张中医病床。

1984 年，我在重庆召开的中医急症工作会议上宣读了"开展中医急症工作的经验介绍"。同年在病房内开展了中风、关格（肾衰竭）、真心痛（心梗）的中医诊治，院内制剂室研制了生脉饮肌肉和静脉给药制剂、增液汤静脉给药制剂，成功地用中药抢救了大面积心梗病人，研制了中药离子交换后保留灌肠治疗水肿病晚期（肾衰）病人，取得良效。陈氏"麝香止痛酒"局部外涂，使心梗病人心前区疼痛得到快速缓解。"痛经丸"使治疗妇科痛经病人得以迅速止痛。"解毒益肝丸"治疗慢性肝炎疗效显著。"鼻通丸"治疗鼻渊病（慢性鼻炎、过敏性鼻炎）、"三才降糖丸"治疗消渴病均取得良效。特别是"定喘擦剂"治疗哮喘有快速止喘之功，与西药氨茶碱对比，其肌注止喘效果优于氨茶碱，静脉给药与氨茶碱效果相似，从而为中医急症增加了新药，且该药为外用剂型，简便易行，安全有效，外擦后 30 分钟即可缓解症状，60 分钟后两肺啰音减少。长期应用配合内服"定喘散"，2 年内大部分病人可以得到根治。该研究成果于 1987年获东城区科委二等奖、北京市卫生局科技二等奖、国际自然医学科学研讨会优秀论文铜牌奖。1984 年，我担任"北京热病组"副组长（组长为董建华），1986 年获卫生部乙级重大科研成果奖。1984 年，由于男科病人过多，我在总结治疗经验的基础上，研制了"生精赞育"系列药，如"温肾增精丸""益肾增精丸""滋肾增精丸""清肾增精丸""活血生精丸""通肾丸""液化丸""固肾丸""阳痿灵"（胶囊）等市级批准的内部制剂，治疗男性不育病中的少精病、多精病、弱精病、死精病、无精病、滞精病、凝精病、畸精病、损精病等病种均有显著的疗效；对精浊、阳痿、早泄、遗精亦有较好疗效。其中治疗精凝不育病（免疫性不育）之"抗体平"至今仍处于全国领先地位，无论男女均有良效；"液化丸"治疗滞精不育（不液化）有效率在 90％ 以上，仍居国内先进水平。以上中药治疗无精不育病（无精子症），特别是小睾丸无精子症，提示有可喜的效果。1987～1988 年，《中外妇女》杂志、《健康报》公开发表《无精子症不是绝症》一文，使无精子症患者看到了曙光。值得提出的是，通过对鼓楼中医医院男科门诊病历抽查，95％ 以上的无精子病人均未按要求坚持服药，未按要求节制性生活、禁忌烟酒及辛辣食品。另外，各种环境污染造成男子生育能力的持续下降，特别是睾丸的自身病变至今仍有增无减，给治疗无精不育病的研究带来了极大困难。近 30 年的临床研究表明，其疗效仍不尽如人意。如何提高该病治疗在 21 世纪仍然是医学界的一个难点，有待于进一步突破。

容纳百川，自我发展

自古就是中华文化与西方文化两种不同文明共存于世界之中，中医学与西医学正是在两种不同文化背景中孕育而生。因此，两种医学体系各有其特点和自身发展规律，这一客观规律的存在是不以人的意志为转移的。两种医学可以相互补充、借鉴，但不能相互替代，一切违反客观规律的认识和方法都是不科学的。

几千年来中医学汲取了各个民族、各个国家的医学经验与药物，可以说是容纳百川，使之融化于中医学体系之中，成为中医学的一部分。如从东南亚传入中国的药物，一定要按照中医学的理论观点，分析总结药物的四性、五味、升降沉浮、归经等，方能成为中药。又如国外传入中国的"性传播疾病——梅毒"于明代弘治（1488～1505）末年首先在广东被发现并记载，当时成为"广疮"。依据中医的整体理论体系，按病证的特点"形似杨梅"，定名为"杨梅疮"，治疗以轻粉为主。中华人民共和国成立初期，河北隆化县老中医盛子章用"三仙丹""清血搜毒丸"治疗全县 1000 多名杨梅疮病人，30 天内治愈率达 100％。

再如西医病名"乙脑"，中医名称则有多发于干旱天气的"暑温病"。如果不把"乙脑"融化于中医理论体系之中，不立中医病名，那么辨证论治就会迷失方向，其治疗效果轻者事倍功半，重者患者将有生命危险。

20 世纪 80 年代初，我以"气厥"病辨证治愈 1 例西医称之为"脱髓鞘症所致多发性硬化症"；董建华则以"温热病"治愈此病；中医专家胡荫培又以"解毒"治愈 1 例煤气中毒诱发的脱髓鞘症均取得良效。说明运用中医理论，以中医病名为纲进行辨证论治，均可取得奇效。

2004 年 9 月，我赴香港讲学，遇到"轮状病毒"感染的腹泻病人，辨证为暑热内蕴、寒邪直中所致"腹泻"病，用中药治疗后腹泻立即停止，轮状病毒感染至今西医尚无特效药物，而中医则依据中医的诊断，然后辨证施治，取得了意想不到的佳效。

2003 年广州、北京等地"疫毒肺"（SARS）大流行，中医按照"温病"进行了辨证论治，收到了良效。遗憾的是在这一场瘟疫大流行中，中医却忽略了自身的病症结合、辨证论治的规律，至今没有确立"SARS"的中医病名。

我在 1981 年建立男科以来，近 30 年的临床、教学与科研的实践使我认识到：男性不育是一门涉及多学科、多病证的极为复杂的疾病。它涉及到内科病种中的心病、肝病、脾病、肾病、肺病；外科病种中的痈疽、痔疮；皮科病种中的湿疮，以及性传播病证等。为此，男性不育病证是一门系统科学，是男性学的轴心部分。尽管病因、病机、治法、用药十分复杂，但是我运用中医学的"肾命学说"，把男性不育分为阴阳两纲，精、气、水、火四目。其病因尽管极其复杂，无非是人体"精气不足"而致不育。治疗此病，其大法无非是调和阴阳两大物质的偏虚偏亢，用药无非是滋添人体的津液（真阴、元阴之精、万物生长之源），点燃人体生命之火（水中之火、肾之动气、生命之火、万物生发之火）。在治疗各种病证中，运用传统中医五行学说的理论，如治少精不育，在滋肾阴、益肾精的基础上，加用补肺金之阴精的南北沙参等药物，补其母而壮其子，同时加用补脾阴的石斛等药物以生金而达到补其祖而壮其子之功，以此类推加用补心阴之麦冬、补肝阴之白芍等，以达到补曾祖、太祖之阴而生肾阴肾精之效。因为肾受五脏六腑之精气而授之，五脏阴精不足必将导致肾所藏之阴精不足。为此以五行配五脏之相生之法治疗肾阴精不足的少精病取得良效。此法在其他病证治疗中均可运用，如女性孕后死胎病证，我用此法治疗2～6次胎停育者均获良效。以男性不育症为例，虽然辅以现代医学诊断，但始终应把精液常规检查、内分泌检查等各项检验都融化在中医理论之中。在诊治男性不育病证中均以中医病名为纲，以辨证论治为目。如按少精病、多精病、多精病、弱精病、死精病、无精病、滞精病、凝精病、畸精病、损精病等诊治男性不育。只有建立中医病名，才能有专病专方。滞精病（精液不液化），中医认为其主要的病因病机为"阴虚液少"，其治法多为育阴增液使滞精液化。为此研制了育阴增液的"液化丸"成药，治疗滞精不育病（不液化病）有效率在90％以上。合并精室湿热者加清热药物，精脉瘀阻者加活血药物。对免疫性不育症，依据中医理论体系，其主要病机以"气滞血瘀"为主体，方用理气活血中药使精子凝集状态化解而获痊愈。

总之，中医学要存"容纳百川"之胸怀。但一定要把现代科学的成果以及各种检测手段的数据融化在中医理论之中，以此不断推动中医学自身的发展，才是"容纳百川"的根本目的。

科教育人，著书立说

为了进一步发展中医男科事业，我们先后与首都师范大学生物系、原冶金部检测中心等多家科研单位开展了多项跨学科合作研究，开展了对患者内分泌激素测定、微量元素测定、精子运动电脑自动分析测定、临床常用药物动物实验等观察项目，先后证实"生精赞育丸"系列药可促进实验小白鼠生殖系统功能，并改善棉酚所致实验动物生育力损害状态，提高患者及实验动物睾酮等性激素水平，改善精液中锌、锰、铁、镁、钙等元素水平，对少精病、弱精病、死精病、无精病、滞精病、凝精病、畸精病、损精病等有较好的临床疗效。又通过不同证型患者激素水平和精液微量元素测试，探索了上述实验指标与中医证候的关系，丰富了中医辨证论治的内涵。

近年与中国科学院生物物理研究所合作开展了精子冷冻蚀刻复形膜和精子超薄切片电子显微镜超微结构观察、精子超微弱发光等在国内外处于领先水平的高科技检查项目。首次证实，陈氏"抗体平"具有改善精子膜蛋白颗粒分布、促进受损精子膜恢复正常的作用，对揭示中药治疗男性不育的机理有很大意义，使中药治疗男性不育的研究开始进入亚细胞乃至分子生物学水平。

我多次被邀请赴美国、日本、菲律宾、马来西亚、新加坡、印度尼西亚等国及香港、台湾等地区讲学、巡诊。国内各大报刊（港澳地区、台湾的《中国时报》《大公报》《商报》等）以及美、日、法、德、澳大利亚、东南亚等17个国家和地区的电台、电视台、报刊、网络均做过专题报道，先后多次在中央电视台"中华医药"栏目、中央电视台新闻频道、北京电视台、亚洲电视台等做专题采访和专题讲座。

为了使中医事业后继有人，我在完成繁重的临床与科研任务的同时，十分重视年青一代中医人才的培养，不仅为中国中医科学院代培了3名硕士研究生，并培养了2名在北京中医药大学学习的台湾研究生，还带出了一批全面掌握中医男科疾病诊治规律、能系统进行有关科研项目研究的本院中青年中医。根据国家和北京市中医局的师带徒计划安排，先后带出6名弟子。我不仅在有关中医理论方面循循善诱，详细讲解，而且毫无保留地把自己的临床经验传授给学生们。在繁忙的临诊之余，定期定时批改、检查学生的学习笔记，帮助他们提高理论水平，鼓励他们不断总结老师的经验，掌握国内外学术方面的最新动态，大胆开展科研项目的研究，参与学术专著的撰写工作，独立完成新课题和学术论文，并在有关国际和全国性学术会议上宣读并当场解答专家们的问题，锻炼了他们的能力。在我的学生中现已有2名主任医师、2名副主任医师先后担任了中华中医药学会男性学专业委员会副秘书长、中国性学会中医专业委员会常务理事、国际中医男科学会常务委员、北京市中医药学会男性学专业委员会委员、北京市中西医结合学会男性学专业委员会委员等多项职务，并有1人先后当选东城区政协委员、北京市人大代表，分别获得北京市先进工作者、北京市跨世纪优秀人才、东城区优秀医务工作者等称号。

我在国内外医学杂志报刊公开发表文章200余篇，如"药膳'合雀报喜'治疗男性不育40例临床观察"（1984）、"生精赞育丸治疗无精子症66例临床报告"（1987）、"无精子症并非绝症"（1988）、"生精赞育丸对男性不育患者血浆睾酮水平的影响"（1991）、"男性不育证治纲要"（1991）、"调和阴阳治则在男性不育症中的应用"（1991）、"'抗体平'治疗免疫性不育的临床研究"（1991）、"生精赞育丸治疗棉

15

酚所致男性不育的临床观察及动物实验"（1992）、"中医药在急症中的应用"（1990）、"定喘搽剂治疗哮喘"（1987）、"脑中风的中医药治疗经验"（1985）、"肝硬化腹水的中医治疗"（1997）、"肝癌的中药调治"（1999）、"肾为人体生命之本论"（2002）、"中医药治疗'非典'的科学性"（2003）、"论消渴病的中医治疗优势"（2004）等。我还先后撰著了《中医男科学》，主编了《中医男科丛书》《男性性功能障碍》《男科新论》《男科临证新探》《家庭药膳 500 例》《糖尿病药膳》，与他人合编了《中国实用男科学》《燕山医话》等专著。

　　我虽已年近八十，但仍在忘我地勤奋工作，坚持日常门诊，解除众多患者的疾病痛苦，始终实践着古人孙思邈《大医精诚》中的训诫："凡大医治病，必当安神定志，无欲无求，先发大慈恻隐之心，誓愿普救含灵之苦，若有疾厄来求者，不得问其贵贱贫富，长幼妍媸，怨亲善友，华夷愚智，普同一等，皆如至亲之想。亦不得瞻前顾后，自虑吉凶，护惜身命。见彼苦恼，若己有之，深心凄怆。务必险巇，昼夜寒暑，饥渴疲劳，一心赴救，无作工夫形迹之心，如此可谓苍生大医。"并以"医以民为天"作为自己的座右铭。

陈文伯

2005 年 4 月

目 录

糖 尿 病

心脑血管病

肺 系 病

脾　胃　病

结　核　病

皮外科病

五官科病

男女科病

其　　他

糖 尿 病

消渴病案 1

李某，男，36 岁，天津人。

初诊：2012 年 6 月 20 日。

近半年罹患消渴病，每日使用胰岛素 9 个单位，拜糖平 2 片，空腹血糖控制在餐前 7.5mmol/L，餐后 11.7mmol/L，高时 18.5mmol/L，欲求中医，来诊。尿中有少量蛋白，口渴。舌质红苔白腻，脉沉弦细尺弱。

诊断：消渴病（气阴两虚）。

治法：益气养阴。

方药：炒白术 15g，生麦芽 15g，薏苡仁 30g，五味子 10g，山萸肉 10g，枸杞子 30g，地骨皮 15g，夏枯草 15g，麦冬 10g，生黄芪 30g，川黄连 10g，玉竹 10g，知母 15g，生石膏 15g，丹参 15g。

水煎服，30 剂。

次诊：2012 年 7 月 18 日。

服上方中药 1 周后血糖仍较高，4 周后每天上午胰岛素减至 5 个单位，空腹血糖为 3.1～4.7mmol/L，血红蛋白正常，唯面部起疖疹肿痛。舌质红苔白，脉弦细尺弱。继前法击鼓再进。

上方加：连翘 10g，紫草 10g。水煎服，30 剂。继服，血糖值一直稳定。

消渴病案 2

刘某，男，58 岁，北京人。

初诊： 2012 年 3 月 12 日。

消渴病 10 余年，空腹血糖高至 27mmol/L，每日使用两种西药。使用胰岛素每日 56 单位后，空腹血糖 6.6mmol/L，近 1 个月耳鸣，血压 160mmHg，有脂肪肝。舌质红苔白，脉弦细尺弱。

诊断： 消渴病、眩晕（气阴两虚）。

治法： 益气养阴，活络息风。

方药： 生黄芪 15g，葛根 30g，地骨皮 30g，生地黄 15g，夏枯草 30g，炒白术 15g，麦冬 15g，玉竹 15g，枸杞子 30g，牛蒡子 30g，生石膏 30g，知母 10g，白芍 10g，生甘草 3g。

颗粒剂，30 剂。

次诊： 2012 年 5 月 3 日。

服上方后诸症悉减，血压降至 130/80mmHg，空腹血糖 5.6mmol/L，时有云雾移睛症。继以前法治之。

上方加：石斛 15g。颗粒剂，14 剂。血糖稳定。

消渴病案 3

高某，男，54 岁，吉林人。

初诊： 2012 年 5 月 25 日。

多年罹患糖尿病、高血压病。尿酸高，头晕目眩，腰痛膝软，口干口渴，神疲嗜卧，二便调，足踻趾疼痛。舌质红苔白，脉弦细尺弱。

诊断： 消渴病、眩晕、痛风病（气阴两虚）。

治法： 益气养阴，息风活络，清热化浊。

方药： 枸杞子 30g，葛根 30g，威灵仙 15g，夏枯草 30g，络石藤 30g，秦皮 15g，薏苡仁 30g，牛蒡子 30g，生地黄 15g，紫草 10g，丹参 15g，知母 30g，炒白术 15g。

水煎服，30 剂。

二诊： 2012 年 6 月 20 日。

服上方诸症悉减，苔白质红，脉弦细尺弱。

上方加：天冬 10g，麦冬 30g，玉竹 15g，黄精 10g。

30 剂，研细末，水丸，每次 15g，每日 3 次。

三诊：2012 年 11 月 13 日。

服上方水丸两个月，血糖降至 6.3mmol/L，停中药后血糖为 7.3～7.4mmol/L，血压稳定，痛风疼痛减轻。

初诊方加：红人参 10g，西洋参 10g，山萸肉 30g，麦冬 15g，黄精 15g，玉竹 20g，天冬 30g。

服两个月水丸，用法如前，诸症悉减，效不更方。

消渴病案 4

吴某，女，61 岁，北京门头沟人。

初诊：2012 年 6 月 11 日。

患者有消渴病 13 年，高血压病 10 余年，颈椎病 10 余年，曾口服二甲双胍等药，空腹血糖维持在 8～9mmol/L，口渴多食，多尿。

今年自觉头晕耳鸣，耳聋，神疲嗜卧，颈项疼痛，肢体麻木，服复方利血平等药后血压维持在 130/80mmHg。舌质红苔白少津，脉沉弦细尺弱。

诊断：消渴病、眩晕、颈中痹。

治法：益气养阴，生津止渴，息风活络，祛风通络。

方药：葛根30g，枸杞子30g，地骨皮30g，牛蒡子15g，夏枯草30g，知母30g，麦冬10g，炒白术15g，山萸肉10g，生麦芽15g，生地黄10g，山楂10g，菖蒲10g，威灵仙15g，羌活10g，全蝎3g，知母10g，黄柏10g，丹参10g。

颗粒剂，30剂。

二诊：2012年11月5日。

近3个月停服一切降压、降糖西药，只服1个月中药后间断服中药，至今空腹血糖维持在7～8mmol/L，耳鸣头痛减轻，血压为120～130/70～80mmHg，精神佳，全身有力气，唯大便稀。舌质红苔白，脉弦细尺弱。

上方加：生黄芪30g，川连3g，山药30g，苍术15g，黄柏10g。

降压茶方：血压高时可以茶代药服。

葛根3g，丹参3g，山楂3g，地骨皮3g，牛蒡子3g。

每日1剂，沸水沏后，日服3杯。

消渴病案 5

刘某，女，66 岁，北京人。

初诊：2011 年 11 月 16 日。

罹患消渴、肾病，2010 年合并有眩晕（高血压）、胸痹（冠心病）、颈椎病（风湿阻滞督脉）。服用拜新酮多种西药，每日注射胰岛素，至今病情未见好转。

今日心悸气短，神疲嗜卧，口、眼干涩，视物不清，腰酸，颈项疼痛，头痛，胸闷结气，下肢疼痛麻木。舌质淡苔白，脉沉弦细弱，尺更甚。

诊断：消渴病（肾湿浊阻脉络）、眩晕、胸痹、下肢脉经闭阻。

治法：益气养阴，滋肾化浊，活血通络，息风通络。

方药：生黄芪30g，生地黄10g，枸杞子10g，地骨皮30g，麦冬10g，山萸肉10g，牛蒡子10g，炒白术10g，丹参30g，坤草30g，桃仁10g，赤芍10g，络石藤10g，板蓝根10g，山楂6g。

水煎服，7 剂。

二诊：2011 年 11 月 23 日。

服上方诸症悉减，唯下肢抽搐，肢体麻木，苔白腻边有齿痕，脉弦缓尺弱，继以益气养阴、祛风活络、补肾生精、荣养筋脉通络剂。

上方加：玉竹 10g，黄精 10g，巴戟天 10g，菟丝子 10g，茜草 10g，青风藤 10g，海风藤 10g。水煎服，7 剂。

三诊：2011 年 12 月 21 日。

服上方诸症好转，经查餐后血糖 9.4mmol/L，血红蛋白 75g/L，尿酸由 505.7μmol/L 降至 384μmol/L，肌酐由 122μmol/L 降至 110μmol/L，尿素氮由 12.10mmol/L 降至 8.31mmol/L，葡萄糖由 7.73mmol/L 降至 7.2mmol/L，其他指标均有下降，继以前方进退。

玉竹 15g，黄精 10g，巴戟天 15g，菟丝子 15g，生黄芪 15g，地骨皮 30g，生地黄 15g，枸杞子 15g，山萸肉 15g，女贞子 10g，怀牛膝 10g，天冬 10g，麦冬 10g，葛根 30g，当归 10g，赤芍 10g，丹参 30g，坤草 15g，茜草 10g，络石藤 10g，白术 15g。

水煎服，7 剂。

四诊：2012 年 3 月 14 日。

服上方他症好转，苔白腻边有齿痕，脉沉细尺弱。经查：葡萄糖 10.8mmol/L，肌酐 145μmol/L，尿素氮 14.6mmol/L，尿酸 529μmol/L。

春节过后未坚持服中药，各项指标与 2011 年 12 月 21 日比较有上升趋势，继以前方进退。

坤草 30g，丹参 30g，熟大黄 10g，枸杞子 20g，地骨皮 30g，生地黄 15g，生蒲黄 10g，秦皮 15g，络石藤 15g，薏苡仁 30g，夏枯草 30g，玉竹 15g，车前子 10g，泽泻 10g，水蛭 5g，生黄芪 30g，葛根 30g，桃仁 10g，北柴胡 9g，芒硝 6g，北沙参 15g。

水煎服，7 剂。

五诊： 2012 年 4 月 4 日。

服上方后病情显著好转，精神转佳。舌质淡红苔白，脉沉弦细尺弱。

3 月 26 日查：尿素由 14.6mmol/L 下降至 9.5mmol/L，肌酐由 145μmol/L 下降至 112μmol/L，尿酸由 529μmol/L 下降至 324μmol/L，葡萄糖由 40.5mmol/L 下降至 10.05mmol/L，。

加：黄精 10g。继服，以求肾功能全面好转。

嘱：坚持服药，坚持散步，饮食有节。

消渴病案 6

孙某，女，15 岁，邯郸人。

初诊： 2012 年 7 月。

1 型糖尿病已 3 个月，口干渴，有饥饿感，心悸，眼球体突出，二便如常。舌质红苔白，脉细数尺弱。

诊断： 消渴病（精血不足）。

治法： 益肾养阴。

方药： 枸杞子 30g，地骨皮 30g，玄参 6g，生地黄 10g，川连 10g，黄柏 10g，玉竹 10g，麦冬 10g，山萸肉 10g，知母 10g，薏苡仁 10g，生麦芽 10g，炒谷芽 10g，鸡内金 3g。

30 剂。

二诊： 2012 年 8 月。

服上方血糖有所下降，继服 1 个月。

三诊： 2012 年 9 月。

血糖持续下降，效不更方，有闭经现象。

四诊： 2014 年 7 月。

血糖降至 8.1mmol/L。

五诊：上方加：当归 15g，赤芍 10g，熟地黄 6g，浙贝母 10g，玄参 10g，生地黄 10g，生牡蛎 30g，女贞子 10g，怀牛膝 10g，三棱 10g，莪术 10g，三七粉 2g（冲服）。

六诊：2014 年 9 月。

继服上方。

七诊：2014 年 10 月。

服上方诸症悉减。

脱骨疽案 1

梁某，男，83 岁，江苏人。

初诊：2011 年 12 月 27 日。

9 年前至今心梗 3 次，脑中风 3 次，糖尿病足已溃破。现查右足紫黑，趾端溃破有一年之久，今日疼痛难忍，心烦意乱，左足一个小趾亦紫黑溃烂，用胰岛素后餐前控制在 6～7mmol/L。舌质红苔白腻，脉弦滑尺弱。

诊断：脱骨疽（糖尿病足溃疡）。

方药：生黄芪 30g，炒白术 15g，丹参 15g，当

归 10g，桃仁 10g，赤芍 10g，紫草 15g，夏枯草
15g，玉竹 10g，乳香 10g，没药 10g，白及 10g，蒲
公英 15g，紫花地丁 15g，熟大黄 10g，薏苡仁 30g，
生甘草 9g。

次诊： 2012 年 5 月 15 日。

服上方 2 个月，足趾黑色已转红，溃烂处愈合。
苔白腻，遗尿大便好转，脉弦数。继以前法进退。

上方加：枸杞子 30g，生地黄 15g。水煎服，
30 剂。

脱骨疽案 2

李某，男，77 岁，山东人。

初诊： 2012 年 4 月 11 日。

既往史： ①前列腺增大；②胆结石、胆囊炎；
③肾上腺增生；④2 型糖尿病；⑤下肢动脉斑块形成
（左腿动脉血栓形成）。

消渴病多年，近期下肢浮肿，足趾甲黑褐色，疼
痛难忍，纳食可，大便如常。舌质红苔白，脉弦滑
尺弱。

诊断：脱骨疽、消渴病。

治法：益肾健脾，活血通络。

方药：生黄芪 30g，当归 15g，乳香 10g，没药 10g，水蛭 5g，地龙 10g，赤芍 10g，红花 10g，土鳖虫 10g，桃仁 10g，山药 15g，玉竹 15g，焦白术 10g，丹参 15g，地骨皮 30g，生地黄 10g，生甘草 9g，七叶莲 20g。

水煎服，28 剂。

外用：大黄油 1500mL。

二诊：2012 年 5 月 11 日。

服上方疼痛好转，舌质红苔白，脉弦缓尺弱。继用前方 30 剂。

外用：大黄油 2 瓶 + 生甘草粉 100g，混匀外用。

三诊：2012 年 6 月 12 日。

服上方后精神转佳，疼痛好转 80%。舌质红苔白腻，脉弦缓尺弱。

加：怀牛膝 10g。水煎服，30 剂。

外用仍以前法。

四诊：2012 年 7 月 17 日。

服上方疼痛已止，足趾已转为正常皮肤色，唯足小趾仍是紫褐色。

上方加：没药 10g，藿香 3g，苏叶 3g，怀牛膝 10g。

外用药：白及粉 20g，生草粉 20g，大黄油 200mL，混合外用。

庆幸没有截肢，生命犹存，精神转佳。

脱骨疽案 3

黄某，男，66 岁。

初诊：2011 年 5 月 20 日。

发现血糖升高 10 年，右足溃烂 10 余天。

患者 10 年前因双下肢末端麻木伴瘙痒，到海南省中医院就诊发现血糖升高，当时无明显口渴、多饮、多尿，诊断为"2 型糖尿病"，给予中药、消渴丸等治疗，后改用阿卡波糖等治疗，测血糖在 14 ~ 15mmol/L，给予不规则治疗，10 余天前出现右足肿痛、溃烂，有少许分泌物，无发热，予利福平外用，疗效不佳。入住我院内分泌科给予右足疮面换药，清除分泌物及坏死组织，检测生命体征，进行抗感染治疗；控制血糖，检测血糖水平；进行控制血压、抗凝、扩管、改善微循环治疗后内科病情好转。2011年5月4日，病人一般情况好，生命体征稳定，查体：神志清楚，生命体征平稳；双肺呼吸音粗，心律齐，未闻及杂音，腹平软，全腹无压痛、反跳痛，肠鸣音正常。专科体检：右足红肿，右足根部、右足底组织变性坏死，疮面约8cm×11cm大小，可触及右足背动脉搏动微弱。

辅助检查：2011年5月9日血常规示：白细胞$6.11×10^9$/L，红细胞$3.55×10^{12}$/L，血红蛋白101g/L。凝血四项基本正常。输血四项中：HBsAg（＋），HBeAb（＋），HBcAb（＋）。血生化示：白蛋白32.8g/L，肝肾功能正常。心电图：窦性心动过速。胸片：双侧胸腔少量积液。

诊断： 脱骨疽、消渴病。

治法： 益肾益血，扶正祛邪。

方药： 生黄芪30g，当归30g，炒白术15g，紫草15g，天冬10g，苍术10g，夏枯草15g，黄芩10g，白及10g，玉竹10g，黄精10g，薏苡仁30g，生地黄15g，麦冬10g，生麦芽15g，地骨皮10g，山萸肉 15g，生甘草 9g。

水煎服，30 剂，每日 2 次。

外用方：①洗剂：生黄芪 30g，黄连 10g，黄芩 10g，紫草根 15g，金银花 10g，水煎后晾温，每日浸泡患处 5 分钟。②油剂：大黄 10g，黄连 10g，黄柏 10g，黄芪 10g，松花粉 10g，用 200mL 麻油煎炸 5 分钟，晾凉备用，涂于患处。

二诊：2011 年 8 月 15 日。

服上方肌肉基本长全，皮未封，睡眠不安，虚火上炎，身倦怠，大便量少，视物不清，面色㿠白，心悸，舌质红苔白，脉细数。为气血不足，正气未复。宜益肾养血，扶正祛邪。

当归 30g，生黄芪 30g，枸杞子 10g，白及 10g，乳香 10g，没药 10g，郁李仁 15g，远志 10g，磁石 60g，山萸肉 10g，薏苡仁 30g，五味子 10g，炒白术 30g，柏子仁 10g，炒酸枣仁 10g，麦冬 10g，菖蒲 10g，女贞子 10g，琥珀粉 1.5g（冲服），三七粉 1.5g（冲服）。

水煎服，30 剂。

外用方：大黄油继用，另加粉剂白及 50g，五倍子 10g，冰片 1.5g。

混合外涂伤口。

三诊：2012 年 2 月 24 日。

服上方皮肤愈合，餐前血糖 5.8mmol/L，睡眠改善，大便正常，诸症悉减。

脱骨疽案 4

黄某，男 66 岁

患者曾于 2011 年 5 月 20 日在海南某医院就诊，发现多饮多尿，诊断为 2 型糖尿病，给予中药消渴丸等治疗。10 余天后发现右足肿痛溃烂，有少许分泌物和坏死组织，入住医院内分泌科，检测生命体征抗感染治疗，控制血糖，检测血糖水平，控制血压治疗抗凝，扩张血管，改善微循环，内科病情好转。查体神志清楚，生命体征平稳，双肺呼吸音粗，心律不齐，未闻及杂音，腹平软，全腹无压痛及反跳痛，肠鸣音正常。专科检查，右足跟部，右足底组织变性坏死，疮面约 8 ~ 11cm，白骨嶙嶙，胸片现双侧胸腔少量积液。于 2011 年 5 月 9 日应邀首次去病人家里诊治，经查：血红蛋白检查为 32.8g/L，舌质暗苔淡黄稍腻，脉弦细尺弱稍数。

诊断：脱骨疽（气阴两虚，正气衰败）。

治法：益气养阴，扶正祛邪，活血通络，去腐生肌，冀图正复邪去，力保右下肢不截肢。

方药：生黄芪 30g，当归 30g，炒白术 15g，苍术 10g，天冬 15g，玉竹 15g，黄精 15g，山萸肉 15g，枸杞 10g，熟地黄 10g，黄连 10g，黄柏 10g，乳没各 10g，黄芩 10g，紫草根 15g，夏枯草 10g，白及 10g。

水煎服每日一剂，日服两次。

外用方：黄芪 10g，黄柏 10g，黄连 10g，大黄 15g，松花粉 10g，用麻油 300mL 煎炸 5 分钟备用，涂于患处，用消毒药用纱布包扎，每日换药一次。

二诊：2011 年 8 月 15 日。

足跟部、足心部溃烂面基本长全，新生肉芽组织。皮肤未封全，视物不清，面色㿠白，心悸，眠不安，足部疼痛仍存，大便量少，病情好转，但正气未复，尚需益气养阴，活血通络止痛，继以前方进退，不可大意，冀图痊愈收功。

三诊：2012 年 2 月 24 日。

服上方后，皮肤愈合，眠安痛止，餐前血糖 5.8mmol/L，大便如常，诸症悉减，舌质暗苔白，脉弦细尺弱，继服上方中药，内用外敷。

四诊：2013 年。

当地医院诊断一切良好，准予出院，右下肢未截肢，生活自理一切如常人。

一般的脱骨疽病证患者年龄越高其治疗效果越慢，内服药与外用药相配合，都在半年以上恢复，保住溃烂下肢。

脱骨疽案 5

王某，男，62 岁，大兴人。

初诊：2012 年 2 月 28 日。

消渴病史 10 余年，空腹血糖 10～12mmol/L，餐后血糖 8～11mmol/L，使用胰岛素 40 单位。左足第 2、4、5 趾，右足第 4 趾均脱落，左足底溃烂 10cm×6cm，肌腱断裂，拒绝截肢，来院诊治。苔白黄厚腻，脉沉弦，大便日行 4～5 次。

诊断：脱骨疽。

治法：益肾滋阴，活血生肌。

方药：生黄芪 30g，郁李仁 20g，熟大黄 10g，玄参 10g，生地黄 15g，地骨皮 30g，枸杞子 30g，牛蒡子 30g，麦冬 15g，夏枯草 15g，薏苡仁 15g，丹参 15g，红花 10g，赤芍 10g，玉竹 10g，葛根 15g，山楂 10g。

外用：①大黄油 1500mL，甘草粉 150g，混匀外敷；②内服方药第 3 煎泡足，每日 10 分钟。

二诊：2012 年 3 月。

服上方，糖尿病足趾色变红白，痛减轻，肿消退，大便好转，坏足已有知觉。

上方加：熟大黄 15g，当归 15g，赤芍 10g，䗪虫 10g，鹿角胶 10g。水煎服，30 剂。

外用药：枯矾（粉）15g，甘草粉 100g+ 大黄油 1000mL。混匀外敷。

三诊：2012 年 7 月。

上方连服 3 个月，足跟有 10cm × 4cmr 的溃烂。

初诊方加：水蛭 3g，土鳖虫 10g，黄精 10g，乳香 10g，没药 10g，鹿角胶 10g，生甘草 9g。水煎服，

30 剂。

外用药：大黄油 200mL×3，并加：白及 3g，五倍子 3g，甘草 6g。成粉混匀与油并用外敷。

四诊： 2012 年 8 月。

服上方疼痛显著好转，左足趾部基本愈合。

初诊方加：水蛭 3g，土鳖虫 10g，黄精 10g，乳香 10g，没药 10g，鹿角胶 10g，生甘草 9g。水煎服，30 剂。

继用中药内服、外敷至痊愈。

脱骨疽案 6

汤某，男，60 岁，辽宁人。

初诊： 2014 年 7 月 14 日。

患糖尿病已 4～5 年，2 个月前左足坏疽，第 3 趾溃破、青紫。苔黄腻，脉弦细尺弱。

诊断： 脱骨疽（肝肾不足，毒邪流注形成足趾坏死）。

治法： 滋补肝肾，活血通络，清热解毒，生肌长肉。

方药：生黄芪 30g，当归 10g，丹参 10g，黄精 10g，枸杞子 10g，女贞子 10g，三七粉 3g（冲服）。

水煎服，30 剂。

外用方：大黄油 400mL，外涂患处。

二诊：2014 年 9 月 15 日。

原医院专家认为坏足应切除，使用以上内服外用药后，左足溃烂足趾已痊愈。

三诊：2014 年 10 月 27 日。

用方后，足趾溃疡已痊愈，嘱以前法治之。

此案在用西药胰岛素、拜糖平后出现足趾溃烂。经用中药治疗 2 个月后溃烂足趾愈合。

肾　病

肾、膀胱结核案

方某，女，73岁，湖北人。

初诊：2012年7月2日。

在当地医院检查：膀胱、左肾结核已1年2个月，左肾积水，左输尿管双T管留置，右输尿管扩张。自觉疲劳，关节疼痛（腰膝关节痛甚），胸闷心悸，夜眠不安，头晕。苔白腻，舌边有齿痕，脉沉弦细弱。

诊断：肾、膀胱结核（风湿阻络）。

治法：祛风活络，扶正祛邪抗痨。

方药：北柴胡6g，猫爪草15g，茯苓10g，虎杖10g，夏枯草15g，玉竹10g，黄精10g，山萸肉10g，生地黄10g，熟地黄10g，怀牛膝15g。

水煎服，30剂。

次诊：2012年10月18日。

服上方4个月后诸症悉减，继以前方进退。

加：骨碎补10g。

颗粒剂，30剂。

三诊：2012年11月15日。

服上方中药后关节疼痛减轻，眼睑仍有浮肿，便溏。经当地检查肾结核、膀胱结核均已正常。

继以前方祛风活络止痛剂。

生黄芪30g，穿山龙30g，羌活10g，独活10g，葶苈子30g，炒白术10g，青风藤10g，海风藤10g，防己10g，茯苓10g，防风6g，巴戟天15g，菟丝子10g，山药10g，焦三仙各5g，山萸肉10g，老鹳草15g，威灵仙10g，葛根25g，全蝎3g，浮小麦30g，当归10g，延胡索10g，生蒲黄10g。

颗粒剂，30剂。

肾功能不全案

张某，男，76岁，北京人。

初诊： 2012年4月5日。

肾功能不全。经查：肾功能、尿素氮、肌酐、尿酸数值偏高。双颈动脉粥样硬化伴斑块，狭窄率约56%，双下肢动脉粥样硬化伴斑块形成。耳聋，右耳110分贝、左耳65分贝以上。前列腺增生5.2cm×3.3cm×3.7cm。有高血压、心绞痛。耳聋，腰痛，浮肿。

诊断： 肾功能不全、双颈动脉粥样硬化（肝肾不足）。

治法： 平肝益肾化浊。

方药： 熟大黄2g，地骨皮30g，夏枯草15g，车前子15g，红小豆30g，水蛭5g，丹参30g，炒白术15g，猪苓15g，地龙10g，赤芍10g，桃仁10g，葛根30g，当归15g，山楂10g，坤草30g。

二诊： 2012年4月16日。

服上方诸症悉减，精神转佳，舌质红苔白滑，脉弦缓尺弱。

方药： 葛根30g，威灵仙10g，丹参30g，坤草30g，生蒲黄10g，生黄芪30g，车前子10g，泽泻10g，山萸肉10g，太子参10g，炒白术10g，马齿苋30g，薏苡仁30g，枸杞子15g，焦三仙各5g，红花10g，羌活6g，当归10g，熟大黄5g，川芎5g，赤芍6g，白芍6g，水蛭3g，络石藤15g。

四诊： 2012年8月2日。

服上方后肾功能正常，诸症悉减，舌质红苔白，脉弦劲有力，唯时时流口涎。

上方加：枸杞子30g，水蛭5g，海浮石10g，夏枯草 30g，珍珠母 30g，水牛角 10g，人工牛黄 1g（冲服），三七粉 1.5g（冲服），琥珀粉 1.5g（冲服）。水煎服，14 剂。

肾衰案 1

程某，女，52 岁，海淀人。

初诊：2011 年 11 月 11 日。

腰痛，便溏，畏寒肢冷，神疲嗜卧，面色晦暗。经查：双肾萎缩。尿素氮 19.40mmol/L，肌酐 414μmol/L，尿酸 519μmol/L。舌质淡红苔白腻，脉沉弦细尺弱。

诊断：肾衰、肾萎缩（湿浊下注）。

治法：益肾化浊。

方药：巴戟天 15g，菟丝子 15g，淫羊藿 30g，仙茅 10g，山萸肉 10g，枸杞子 10g，山药 30g，坤草 30g，丹参 30g，白芍 10g，生蒲黄 10g，板蓝根 10g，络石藤 15g，秦皮 10g，生黄芪 30g，虫草菌 3g。

水煎服，30 剂。

次诊：2011 年 12 月 9 日。

上方水煎服，30 剂。

三诊：2012 年 1 月 6 日。

查：肌酐 257μmol/L，尿素氮 17.5mmol/L。

上方加：车前子 10g，泽泻 10g。水煎服，30 剂。

四诊：2012 年 4 月 9 日。

查：尿素氮 16.3mmol/L，肌酐 273.7μmol/L，尿酸 532.8μmol/L。

初诊方加：络石藤 30g，秦皮 30g，熟地黄 6g。

五诊：2012 年 6 月 5 日。

外感发热，继服前方，水煎服，7 剂。

六诊：2012 年 7 月 6 日。

夜寐不安。

初诊方加大黄炭 15g，合欢皮 10g，夜交藤 10g，秦皮 10g，琥珀 1.5g（冲服），三七粉 1.5g（冲服）。

水煎服，30 剂。

至今精神转佳，面色转变，诸症悉减，继服中药。

肾衰案 2

李某，女，45 岁，石家庄人。

初诊： 2012 年 6 月 1 日。

2000 年罹患肾衰，2012 年 5 月 9 日查肝功能三项：尿素氮 25mmol/L，肌酐 904μmol/L，尿酸 432μmol/L。

今日经血量少，2～3 天即净，腰酸痛，血压正常，二便调。舌质红苔白厚腻，脉弦细尺弱。

诊断： 肾病、高血压病（湿浊）。

治法： 益肾化浊。

方药： 焦白术 15g，茯苓 10g，藿香 6g，清半夏 6g，陈皮 6g，生黄芪 15g，厚朴 6g，丹参 30g，坤草 30g，熟大黄 10g，络石藤 15g，玉竹 15g，薏苡仁 15g，黄精 15g，生甘草 6g。

灌肠方：生大黄 15g，丹参 30g，坤草 30g。

15 剂，每日 1 剂，保留灌肠，每次保留 1 小时。

水煎服，30 剂。

二诊： 2012 年 7 月 1 日。

服上方精神转佳，诸症悉减，舌暗红，脉弦尺弱。查：尿素氮 23.5mmol/L，肌酐 656.9μmol/L，尿酸 449μmol/L。

继服上药以观后效。

双肾积水案

张某，女，79 岁，丹东市人。

初诊：2012 年 1 月。

经当地医院检查：双肾积水，时有腰酸乏力，神疲嗜卧，面色㿠白。检查结果：右肾盂积液，右侧输尿管扩张，右肾囊肿。

诊断：肾积水

方药：生黄芪 50g，桑白皮 15g，冬瓜皮 15g，白茅根 15g，肉桂 6g，淫羊藿 15g，鹿茸粉 0.1g，仙茅 6g，丹参 30g，坤草 30g，赤芍 10g，桃仁 10g，车前子 15g，猪苓 10g，泽泻 10g，茯苓 15g，薏苡仁 60g，金钱草 30g，当归 10g，生地黄 10g，琥珀 1.5g（冲服），三七粉 1.5g（冲服），熟大黄 10g。

水煎服，15 剂。

二诊：2012 年 3 月。

服上方后左肾积水全部消失，唯右肾积水略有消减，不知何故。

中药入胃同样会到五脏六腑，为什么右肾不小，此机理何在？思之认为：左肾右命门，上方虽有益肾之药，但温补命门之药不足，再者肺为肾之母，利肺气药不放则影响水液的代谢，左肺亦不可忽视，肺药之使用，再加强脾之运化，均为用药之重点。仲景认为"血不利则水"，活血药亦是不可忽视的药物之一。

三诊：2012 年 9 月。

服上方后，右肾积水轻度，他症好转，唯右膝疼。

茅根 15g，葛根 15g，车前子 15g，泽泻 10g，怀牛膝 10g，丹参 15g，赤芍 10g，白芍 10g，焦白术 10g，茯苓 10g，薏苡仁 30g，生黄芪 30g，坤草 30g，女贞子 15g，猪苓 10g，金钱草 30g，三七粉 1.5g（冲服），通草 10g。

水煎服，45 剂。

肾小球肾炎案

李某，女，77 岁，江苏人。

初诊：2012 年 3 月。

患者肾小球肾炎 34 年，始终用中药治疗。

肺癌手术已 4 年，只用中药，未用放疗、化疗。

有高血压病史，及乳腺增生、高脂血症。

1978 年反复出现肾小球肾炎，时因劳累出现浮肿，只服中药，未用任何西药。2010 年出现蛋白尿，有微量潜血，腰痛，腹泻，夜寐梦多，口干渴。

2008 年行肺癌手术，未使用化疗放疗，坚持用中药。2011 年 3 月发现左肺结节，今年复查结节未变化。

目前上三层楼喘促不安。肺癌变化：左肺有直径 0.4cm 结节。苔白腻，脉沉缓迟弱。

诊断：肾小球肾炎（肺肾不足）。

治法：益肺滋肾。

方药：薏苡仁 15g，焦白术 10g，地骨皮 10g，山药 10g，女贞子 10g，牛蒡子 10g，浙贝母 10g，玄参 10g，生牡蛎 10g，生甘草 6g。

水煎服，14 剂。

坚持用药，诸症好转。

尿毒症案

谷先生，男，29 岁，沈阳人。

初诊：2011 年 11 月。

2001 年罹患过敏性肾病、慢性肾小球肾炎、肾功能不全、尿毒症，每周 3 次血液透析。近期曾住院（四川），出院后来京诊治。表现面色萎黄，纳呆食少，神疲嗜卧，尿量少。舌质暗红苔白，脉沉小短，尺弱。

查：肌酐 671.2μmol/L（正常 44～133μmol/L），尿酸 317μmol/L（正常 150～420μmol/L），尿素氮 20.5mmol/L（正常 1.8～7.1mmol/L）。

诊断：尿毒症（肾气衰败，湿浊下注）。

治法：益肾抗衰，活血利水，化浊通络。

方药：山萸肉 15g，枸杞子 10g，生地黄 10g，女贞子 15g，怀牛膝 10g，地骨皮 30g，山药 30g，白芍 10g，玉竹 10g，炒白术 15g，生黄芪 30g，丹参

30g，坤草 30g，生蒲黄 15g，熟大黄 10g，北柴胡
9g。

颗粒剂，30 剂，日服 2 次，各 1 袋。

二诊：2011 年 11 月。

每周仍透析 3 次，大便如常，尿酸、尿素氮下
降，肌酐下降，蛋白（＋＋），精神转佳。舌质暗苔白，
脉仍小尺弱。继以前法治之。颗粒剂，30 剂。

三诊：2011 年 12 月。

在此期间，新婚同房。经查肌酐 598μmol/L 住院。

上方加：芒硝 10g，熟大黄 15g，巴戟天 20g，
菟丝子 10g，淫羊藿 30g，仙茅 10g，党参 10g。水煎
服，60 剂。

四诊：2011 年 12 月底。

继以前法服药。

分析：本案为"肾功能不全，尿毒症"，于 2001
年（10 年前）诊断为过敏性肾炎，2001 年 11 月住院
查肌酐已达 671.2μmol/L，尿素氮 20.5mmol/L，尿酸
317μmol/L，经入院透析病情好转。

2011 年 11 月透析服中药：尿素氮 19.02mmol/L，
肌酐 465.2μmol/L，尿素氮 18.4mmol/L，肌酐 468μmol/L。

2011 年 12 月新婚同房后尿素氮 16.02mmol/L，肌酐 598μmol/L，蛋白（++）。同房，特别是新婚后难以节欲，必然暗耗其精，损伤人体真气，致使人体元精、元气耗伤，进而导致体内浊邪猖獗，故正不抗邪，肌酐、尿蛋白显著升高，为此必须嘱患者节制房事，以保存肾之真气，以此抗邪，真可谓是"少者怕痨也"。

肾囊肿案

吴某，男，59 岁，四川人。

初诊： 2010 年 8 月 1 日。

近日查：右肾囊肿占位性病变，诊为肾囊肿。病人畏惧癌变，来诊服药。舌质红苔白，脉弦滑尺弱。

诊断： 肾囊肿。

治法： 益肾软坚，散结通利。

方药： 薏苡仁 30g，金钱草 20g，山萸肉 20g，生地黄 15g，白花蛇舌草 30g，女贞子 10g，夏枯草 3g，猪苓 30g，泽泻 20g，茯苓 25g，山药 3g，天冬 20g，枸杞子 20g，车前子 15g，怀牛膝 20g，红人参

3g，三棱 15g，莪术 15g，炒白术 15g，鱼腥草 20g。

颗粒剂，30 剂。

二诊：2012 年 4 月 11 日。

因其他病来门诊，主诉服上方 1 个月后肾囊肿已完全消失，至今始终未再复发。

肾结石案 1

马某，男，53 岁，瑞士人。

经查肾结石日久不愈，患者本人拒绝手术，来京求余医治。结石直径已达 1.3cm，时有尿不畅。脉沉弦尺弱，舌质红苔白。

诊断：石淋。

治法：清热通淋化石。

方药：鱼脑石 15g，滑石 15g，白茅根 30g，车前子 10g，泽泻 10g，金钱草 30g。

颗粒剂，1 个月量。

石淋病人有逐年增多趋势，与国人受西方饮食习惯影响，高热量食品摄入过多有关，加之活动量减少，造成气化失司，结实聚集而成肾结石，为此许多患者服中药，肾结石排出较慢。

医者思之，一则节制饮食，适当散步为宜。用药原则为以石化石，许多肾盏部结石均可排出，一般的肾结石亦可排出，除非结石直径在 1.5～3cm 者，应当先化石，石头缩小后再重用排石法，可取得意想不到的结果。此法请医者指正，患者在医生指导下用中药即可。

此患者在医师指导下，服用 1 个月余中药，肾结石已排出。

肾结石案 2

邓某，男，55 岁，北京人。

患者自 2001 年 11 月以来，腰痛甚，多次服西药，未见明显效果，后住院治疗。经查：双肾结石数个。大的直径 0.8cm，合并双肾积水。住院服药治疗月余，仍未见结石排出。出院后 1 周疼痛难忍，再次住院检查，积水有增无减，求余诊治。

查：小便赤涩，疼痛难忍，腰痛难眠，痛苦万分，体稍胖，大便如常。苔淡黄厚腻，脉弦细尺弱。

诊断： 石淋（肾虚热郁）。

治法： 益肾利湿化石。

方药： 生地黄 30g，生黄芪 30g，鱼脑石 15g，金钱草 30g，滑石 10g，海金沙 10g，车前子 10g，泽泻 10g，薏苡仁 30g，怀牛膝 15g，丹参 10g，乳香 10g，没药 10g，延胡索 20g，白花蛇舌草 30g，琥珀粉 2g（冲服）。

二诊： 2002 年 1 月。

服上方 5 剂后，尿痛已止。经查：多个结石已排出，双肾积水消失。

嘱： 饮食少肥甘，多清淡，远房帏。后收全功。

肝 胆 病

肝硬化案 1

张某，男，56 岁，昌平人。

初诊：2012 年 5 月。

①肝硬化，腹水，门静脉高压，有副脾，脾大，静脉扩张，胆囊继发改变。

②胃溃疡，胃窦溃疡，幽门螺杆菌（Hp）（－）。

③十二指肠球部溃疡，斑状、结状糜烂。

④食管静脉曲张（中）。

服 3 个月中药后精神转佳，胃痛已止，感觉舒适。经查：门脉内径缩小 1cm，脾脏缩小 3cm，长径缩小 7cm，脾静脉内径缩小 1cm，肝门静脉后支引向体表，内径增大 3cm。

诊断：肝硬化。

治法：活血消癥。

方药：北柴胡 6g，乌贼骨 6g，浙贝母 6g，甘草 3g，延胡索 6g，当归 6g，炒白芍 6g，丹参 6g，生蒲黄 6g，三棱 6g，莪术 6g，炒白术 10g，茯苓 10g，鳖甲 15g，三七粉 1.5g（冲服），琥珀粉 1.5g（冲服）。

30 剂。

总之，肝、脾脏器均有好转。

二诊：2012 年 9 月 5 日。

服上方后精神转佳，继以前方进退。

北柴胡 6g，郁金 10g，当归 15g，丹参 10g，焦白术 15g，茯苓 15g，乌贼骨 15g，瓦楞子 10g，大腹皮 10g，蒲公英 10g，生槟榔 6g，鳖甲 10g，薏苡仁 15g，白豆蔻 3g，砂仁 3g，茜草 10g，木香 6g，党参 10g，白芍 6g，生黄芪 30g，太子参 10g，三棱 10g，莪术 10g，胡芦巴 30g，鹿角胶 15g，三七粉 2g。

水煎，30 剂。

肝硬化案 2

毕某，女，60 岁，北京人。

初诊：2012 年 5 月 19 日。

丙肝、硬化腹水、脾大、肾功能不全。

方药：北柴胡 6g，郁金 15g，当归 15g，焦白术 15g，枸杞子 15g，葛根 30g，鹿角胶 10g，丹参 30g，熟大黄 10g，坤草 10g，生黄芪 30g，玉竹 10g，太子参 10g，黄精 10g，鳖甲 10g，三七粉 1.5g。

加：金水宝 6 盒。

后继服上方，腹水终除。

肝硬化案 3

王某，女，37 岁，山东人。

罹患肝硬化腹水 10 年，近 8 个月闭经。10 年前诊断为肝硬化腹水、低蛋白血症、高血压病，曾呕血，黑便，一直服西药，病情未见好转。来院门诊求治，腹胀，肋下胀满，神疲乏力。舌质红苔白，部分苔剥脱，脉沉弦细尺弱。

诊断：鼓病。

治法：益肝健脾，利水消肿。

方药：党参 10g，炒白术 10g，茯苓 10g，鸡内金 10g，陈皮 10g，炒白及 10g，当归 15g，赤芍 10g，水蛭 3g，鳖甲 10g，生黄芪 30g，香附 6g，佛手 6g，香橼 6g，灵芝 15g，川芎 10g，三棱 10g，莪术 15g，薏苡仁 10g，龙眼肉 10g，茜草 10g，滑石 10g，鹿角胶 10g，丹参 15g，三七粉 3g。

间断服药 3 个月。

次诊：2012 年 11 月 12 日。

服药 10 天后月经来潮，4 天始净，每 40 天来潮一次，腹胀仍轻微存在，肋下仍胀痛，饮食尚可，大便日行 2 次，面色仍晦暗，夜寐不安。舌质红苔白，脉弦细尺弱。

加：胡芦巴 30g，大腹皮 30g，白及 10g，车前子 15g，山楂 10g，太子参 10g。水煎服，30 剂。

肝肾囊肿案

孙某，女，40 岁，北京顺义人。

初诊：2012 年 3 月 8 日。

肝肾囊肿来院治疗，月经 5 ~ 6 天始净，量多，时有提前 6 天者，饮食睡眠尚可，二便调。舌质红苔白腻，脉弦细尺弱。

诊断：癥瘕、眩晕。

治法：调经活血通络。

方药：薏苡仁 40g，香附 15g，葛根 30g，三棱 15g，莪术 15g，茯苓 15g，浙贝母 10g，皂角刺 10g，生牡蛎 30g，生地黄 15g，夏枯草 15g，猪苓 15g，当归 15g，赤芍 10g，白芍 10g，茜草 10g。

颗粒剂，7 剂。

次诊：2012 年 4 月 12 日。

服上方后他症均有好转，唯睡眠差。2012 年 3 月查右肾大小 5.0cm×3.3cm，左肾 5.3cm×4.4cm。4 月 12 日后查双肾显著缩小，但肝囊肿如前。

上方加：远志 10g，炒酸枣仁 10g，柏子仁 15g，菖蒲 10g，五味子 10g，朱砂粉 1.5g，琥珀粉 1.5g。

颗粒剂，7 剂。

肝癌案 1

赵某，男，36 岁，四川人。

2010 年，肝癌肿块 3cm×4cm（计 3 个肿物），1 月 4 日手术，术后不足两年，2011 年 10 月 27 日，经查肝体积增大，占位性病变未除，肝右后叶约有 11.2cm×10.1cm 肿块，边界欠情，门静脉内径约 1.4cm。超声提示：肝实质性占位。于 2011 年 11 月 10 日来京诊治。

今日胃脘部刺痛，纳呆，自汗出，大便日行 3

次，小便可，神疲嗜卧。舌质红苔白微黄，脉沉弦。

诊断：肝癌。

治法：疏肝健脾，益肾散结止痛。

方药：十大功劳叶30g，北柴胡9g，白及10g，绞股蓝30g，薏苡仁60g，天冬30g，白术30g，茯苓30g，猪苓15g，白花蛇舌草30g，三棱15g，莪术15g，郁金30g，姜黄30g，延胡索15g，生黄芪30g，红人参15g，三七粉1.5g（冲服）。

水煎服，30剂。

外涂药：壁虎10g，蜈蚣10g，僵蚕10g，水蛭10g，土鳖虫10g，薄荷15g，血竭3g，乳香10g，没药10g，全蝎10g，红花30g。

1剂，白酒1000mL浸泡1周后外涂，每日3~5次。

次诊：2012年4月9日。

使用上方药与外涂药后于2月24日查肿块缩小到8.8cm×5.6cm，3月24日再查肿块缩小到7.0cm×4.6cm，精神转佳，病情显著好转，舌质红苔白，脉弦缓，继以上方进退。

上方加：半枝莲15g。水煎服，60剂。

外涂药如前，每日 3～5 次。

三诊：2012 年 5 月 4 日。

使用以上中药与外涂药 3 个月。

查肝：左肝内叶探及 3.5cm×3.0cm 肿块，右叶内 4.0cm×3.6cm，门静脉内 1.4cm 肿块，继服上药。

四诊：2012 年 6 月 5 日。

查：肝右叶有 3.6cm×3.8cm 肿块，继服上方。

五诊：2012 年 7 月 2 日。

查：肝右前叶肿块 3.9cm×2.8cm，门静脉内正常，继服上方。

六诊：2012 年 9 月 24 日。

近期因到家乡夏收季节，过于劳累，造成肝内肿块体积增大。经查：肿块 5.8cm×4.7cm。舌质红苔白，脉沉弦，继宗前法。

内服中药。

上方加：半枝莲 15g，山萸肉 10g，五味子 10g，刺五加 10g。

康莱特 100×20 支（因经济问题未用此药）。

七诊：2013 年 1 月 7 日。

服上方诸症好转。舌质红苔白，瘀斑左轻右重，继以上方进退。

内服上方 30 剂。

康莱特 100×20 支（未使用）。

自创每付药煎煮 5 次，分 3 次服。

八诊：2012 年 1 月 1 日。

查：肝右叶肿块最大为 24cm×20cm，边界欠清，形态规则，内部回声欠均匀，门静脉主干内径正常，未见异常回声。继服上药。

九诊：肝右叶前段见小斑结，密度稍低，肝实质内形态、密度未见明显改变，脾脏大小形态正常，胰腺形态、密度正常，腺膜后未见明显肿大的淋巴结影。

肝癌案 2

刘某，女，41 岁，河北廊坊市。

患者多年罹患乙肝，肝功能始终未达正常。于 2010 年发现肝癌并进行手术切除治疗。今年初发现下肢浮肿，腹水，出现转移癌。

初诊：2012 年 5 月 20 日。

下肢浮肿按之凹陷，腹水腹胀难忍，面色晦暗无华，纳呆食少，神疲嗜卧，自汗，便干，舌质淡红苔白腻，脉沉弦尺弱。

诊断：肝癌（正气衰败，病情危重）。

治法：扶正祛邪，健脾益肾，养肝利水。

方药：生黄芪 30g，焦白术 20g，茯苓 20g，大腹皮 15g，茯苓皮 10g，桑白皮 15g，丹参 30g，当归 30g，冬瓜皮 30g，薏苡仁 30g，十大功劳叶 30g，白花蛇舌草 15g，半枝莲 10g，垂盆草 10g，虎杖 10g，玉竹 10g，黑丑 10g，焦三仙各 10g，琥珀粉 1.5g（冲服），三七粉 1.5g（冲服）。

水煎服，15 剂。

二诊：2012 年 6 月 17 日。

服上方诸症悉减，唯时有短气，精神转佳，继前方加减。

上方加：党参 30g，黄精 15g。水煎服，20 剂。

三诊：2012 年 7 月 15 日。

服上方诸症悉减，唯腰酸痛，下肢沉重无力，月经量少，继前方进退。

上方加：巴戟天 15g，菟丝子 15g。水煎服，15 剂。

四诊：2012 年 8 月 21 日。

服上方腹胀，腹水均减轻，唯腰部出现串腰龙（带状疱疹），疼痛难忍，痛苦万分。舌质暗红苔白，脉弦稍数尺弱，继前法进退。

连翘 10g，忍冬藤 10g，炒栀子 3g，蒲公英 10g，紫花地丁 10g，白花蛇舌草 10g，郁金 10g，香附 10g，北柴胡 6g，茯苓 30g，白术 30g，十大功劳叶 30g，垂盆草 10g，绞股蓝 30g，半边莲 10g，白茅根 10g，菟丝子 15g，生甘草 9g。

水煎服，15 剂。

外用药：六一散 30g，松花粉 30g，青黛粉 10g。混匀外涂。

五诊：2012 年 9 月 9 日。

服上方药后串腰龙已痊愈，唯腹水仍存，神疲嗜卧，夜寐不安。舌质红苔白，脉弦细尺弱。继以前法进退。

十大功劳叶 30g，白花蛇舌草 30g，半边莲 15g，半枝莲 15g，焦三仙各 5g，枸杞子 30g，薏苡仁 60g，北柴胡 6g，绞股蓝 30g，垂盆草 15g，菟丝子 15g，生地黄 15g，焦白术 15g，茯苓 15g，西洋参 3g，生甘草 6g。

水煎服，15 剂。

六诊：2012 年 9 月 23 日。

服上方腹水渐消退，面色有华，舌质红苔白，脉弦细尺弱。

白花蛇舌草 30g，当归 15g，炒白芍 10g，车前子 10g，薏苡仁 60g，十大功劳叶 30g，天冬 15g，白及 10g，香附 15g，仙鹤草 30g，泽泻 10g，大腹皮 10g，茯苓皮 10g，胡芦巴 30g，半边莲 15g，半枝莲 15g，焦三仙各 5g，枸杞子 30g，北柴胡 6g，绞股蓝 30g，垂盆草 15g，菟丝子 15g，生地黄 15g，焦白术 15g，茯苓 15g，葛根 10g，菖蒲 10g，远志 10g，西洋参 3g，生甘草 6g。

水煎服，30 剂。

七诊：2012 年 10 月 21 日。

服上方精神倍增，唯瘀血仍有，舌质红苔白，脉弦细尺弱。继以前方加减。

山萸肉 15g，熟地黄 10g，当归 10g，炒白芍 10g，车前子 10g，薏苡仁 60g，十大功劳叶 30g，白花蛇舌草 30g，天冬 15g，白及 10g，香附 10g，仙鹤草 30g，泽泻 10g，大腹皮 10g，茯苓皮 10g，胡芦巴 30g，半边莲 15g，半枝莲 15g，焦三仙各 5g，枸杞子 30g，北柴胡 6g，绞股蓝 30g，垂盆草 15g，菟丝子 15g，生地黄 15g，焦白术 15g，茯苓 15g，菖蒲 10g，远志 10g，葛根 10g，人参 3g，党参 10g，生甘草 6g。

水煎服，30 剂。

肝癌案 3

臧某，男，63 岁，山东人。

自述有肝硬化、消渴病、肝癌、腹水。

右腹部疼痛 30 余年，今年查出肝癌，腹泻，厌食，大便如常，近两个月病情加重（弥漫性肝癌，并门脉瘤栓形成），肝硬化，脾大，肝癌肿块最大有 3.0cm×3.8cm。

诊断：肝癌。

治法：扶正祛邪，疏肝健脾，软坚散结。

方药：红人参 15g，北柴胡 9g，郁金 15g，炒白术 30g，茯苓 30g，薏苡仁 50g，仙鹤草 30g，白及 10g，生黄芪 30g，玉竹 15g，黄精 10g，山萸肉 10g，山药 30g，延胡索 15g，香附 10g，炮姜 10g，车前子 15g，三棱 10g，莪术 15g，绞股蓝 10g，大枣 10 个，三七粉 1.5g，生甘草 9g。

水煎服，30 剂。

康莱特 100×20 支，每日 1 支静脉点滴，20 天 1 个疗程，休息 10 天再用（可做 3 个疗程）。

次诊：2012 年 1 月。

服上方后，血糖已控制，腹水减少，腹痛腹胀好转，唯腹部有小红色疱疹，腹泻日行 8～9 次，溏稀状，加止泻药物。

车前子 15g，山楂 10g，制附子 15g，肉桂 10g，诃子肉 10g，五倍子 10g，升麻炭 10g，白豆蔻 3g，砂仁 3g，党参 30g。

水煎服，7 剂。

服药后，经查肝癌肿块最大者已缩小到 2.2cm×2.2cm。

肝癌案 4

郭某，女，40 岁，沈阳人。

初诊：2012 年 2 月。

2008 年因宫外孕使用甲氨蝶呤，未做保肝治疗，3 个月后发现肝肿瘤合并腹水（有饮酒史，每日 2 两白酒有 20 年历史），拒绝放、化疗，自己坚持服半枝莲、白花蛇舌草煎药代茶饮 4 年，腹水渐消，肿瘤有所减小。

近 3 个月肿瘤增大约 15.7cm×11.2cm，面目俱黄，身热 38℃以上。舌质红苔白，脉沉弦数。

诊断：药物中毒性肝癌晚期（毒邪内蕴，热郁三焦，正气衰败）。

治法：清肠利胆，解毒扶正。

方药：北柴胡 9g，青蒿 30g，鳖甲 10g，地骨皮 30g，当归 30g，白术 30g，茯苓 30g，薏苡仁 60g，女贞子 30g，垂盆草 15g，虎杖 15g，山药 30g，生石膏 30g，白芍 15g，玉竹 15g，生地黄 15g，炒栀子 10g，郁金 15g，白花蛇舌草 15g，桑白皮 15g，太子参 10g，生甘草 9g。

颗粒剂，7剂。

康莱特 100×20 支，每日静脉点滴 1 支。

次诊：2012 年 2 月 6 日。

服上方病情略有好转，唯痰中少量带血，下肢浮肿，腹部少量积水，继以前方加味。

加：生黄芪 30g，白及 10g，茵陈 30g，百合 15g，车前子 15g，炒白术 10g，泽泻 10g，绞股蓝 15g，葶苈子 15g。

水煎服，7剂。

初诊方减太子参，加红人参 10g，麦冬 15g，五味子 10g。康莱特继用。

三诊：2012 年 2 月 13 日。

家属代诉：肝癌已转移至肺，咳嗽加重，继以前方进退。

四诊：2012 年 3 月 22 日。

服上方肿物缩小，下肢浮肿，腹水多，心悸短气，继以前方再进。

红人参 30g，牛蒡子 30g，茵陈 50g，黑丑 15g，甘遂 30g，生黄芪 50g，车前子 15g，泽泻 10g，大腹皮 30g，茯苓皮 30g，金银花 10g，麦冬 15g，五味子

10g，绞股蓝 30g，焦三仙各 10g，北柴胡 9g，青蒿 30g，鳖甲 10g，地骨皮 30g，当归 10g，薏苡仁 60g，垂盆草 50g，虎杖 15g，玉竹 15g，生地黄 15g，白花蛇舌草 15g，生甘草 9g。

水煎服，30 剂。

继服上方，病情稳定，诸症悉减。

药物中毒案

田某，女，47 岁，怀柔人。

2012 年 3 月患者因药物中毒，面部呈乌黑色，如黑种人，已两年之久，其面部不仅色黑而且瘙痒，呈衰老状，如老人皮肤，神疲乏力，纳少，心烦闷，夜间盗汗，月经量少。舌质红苔白腻，脉沉弦细尺弱。

诊断： 药物中毒（气血失调）。

治法： 调和气血。

方药： 生黄芪 15g，当归 10g，白芷 6g，白鲜皮 10g，地肤子 10g，桑白皮 10g，焦三仙各 10g，丹参 10g，炒白术 10g，茯苓 10g，牛蒡子 10g，生甘草 9g。

水煎服，14 剂。

次诊：2012 年 3 月 23 日。

服上方后面部皮肤乌黑状已显著好转，唯唇部上下色灰黑黄，他部状若常人。舌质红苔白，脉弦细尺弱。继以前方进退。

上方加：冬瓜皮 15g，桑白皮 10g，薏苡仁 15g。水煎服，14 剂。

服药后，状如常人，继服上方 7 剂，巩固疗效。

肝结石案

房某，男，43 岁，北京人。

初诊：2012 年 4 月 24 日。

右上腹部疼痛持续发作，过饱及食油腻食品后加重。苔白灰厚腻，脉弦沉。

诊断：肝外胆管结石（胆瘀结石）。

治法：舒肝利胆化石。

方药：金钱草 30g，北柴胡 9g，郁金 30g，威灵仙 30g，炒栀子 9g，茵陈 10g，焦白术 15g，茯苓 15g，焦三仙各 10g，海金沙 15g，滑石 30g，芒硝 3g，生黄芪 15g，枳壳 10g，青皮 10g，陈皮 10g，鱼脑石 15g。

水煎服，14 剂。

二诊：2012 年 6 月 12 日。

服上方，结石缩小显著，由 19mm×15mm 缩小至 11mm×6mm。

溶血性黄疸案

田某，婴儿，14 天。

溶血性黄疸症（经住院确诊）。眼黄，面黄，啼哭不饮，全身黄色。舌质红苔淡黄，脉细数。

诊断：溶血性黄疸（肝胆疏泄失司）。

治法：疏肝利胆，清热利湿祛黄。

方药：北柴胡 3g，茵陈 5g，炒栀子 1g，白茅根 5g，黄芩 1g，生甘草 3g，青蒿 3g。

水煎服，7 剂。滴管滴入，每次 3～5 滴，每日口服 3 次。

次诊：服上方药后，黄疸全退，为巩固疗效继服上方 1 剂。

心脑血管病

心律不齐案

周某，女，70岁，北京丰台人。

初诊： 2012年10月16日。

心律不齐8年，2007年出现房颤、早搏、肌萎缩，时有食多或食少都会引起心脏病发作，夜不得寐，恶梦多，食后偶有反流。舌质红苔白腻边有齿痕，脉促代。

诊断： 不正脉，胃脘痛，失眠。

治法： 调整心脉，和胃止痛，养心安神。

方药： 党参10g，焦白术10g，茯苓10g，生黄芪15g，柏子仁10g，炒酸枣仁10g，菖蒲10g，远志10g，黄精10g，郁金10g，玉竹10g，麦冬10g，五味子10g，焦三仙各5g，清半夏6g，陈皮6g，佛手6g，香橼6g，白豆蔻3g，砂仁3g，鸡内金3g，生甘草3g。

二诊： 2012年11月2日。

服上方3日后心律不齐已正常，睡眠显著好转，唯天气变化时关节仍痛。苔白滑边有齿痕，脉促代尺弱。继以前方加：灵芝3g，羌活3g，葛根3g。水煎服，30剂。以观后效。

脑梗死案

许某，男，34岁，河北保定人。

初诊：2012年4月18日。

患者父亲有高血压病，46岁时因脑出血、心梗去世。母亲高血压病史。患者有房颤。

2012年2月29日突发中风（脑干血栓），左半身不能活动，不能握物，迈步艰难，头汗，左半身发凉麻木，语言謇涩，时欲呛咳，夜不能寐，大便调。舌尖红，苔白滑，脉弦尺弱。

诊断：脑梗死、高血压病、脑中风、消渴病。

治法：祛风活络，补肾息风，活血通络。

方药：菖蒲10g，远志10g，胆南星10g，天竺黄10g，丹参15g，川芎3g，柏子仁10g，炒酸枣仁10g，五味子10g，麦冬10g，玉竹15g，黄精15g，三七粉3g（冲服），水蛭5g，地龙15g，赤芍10g，怀牛膝15g，生黄芪30g，地骨皮30g，枸杞子30g，坤草30g，葛根30g，郁金15g，全蝎3g。

颗粒剂，30剂，日服3次。

次诊：2012年5月16日。

上方，30剂。

三诊：2012年7月11日。

检查血糖7.27mmol/L，血脂4.27mmol/L，尿素氮9.11mmol/L，尿酸9.51μmol/L，肌酐136μmol/L。体重104公斤，便干，纳食尚可。舌质红苔白厚腻，脉弦缓尺弱。

治宜益肾化浊，息风活络。

熟大黄10g，丹参30g，坤草30g，水蛭9g，全蝎3g，生黄芪30g，当归30g，赤芍10g，白芍10g，络石藤30g，秦皮30g，生蒲黄10g，大黄炭15g，地龙15g，郁金15g，生地黄15g，地骨皮15g，土鳖虫10g，胆南星10g，天竺黄10g，威灵仙15g，人工牛黄1g（冲服），三七粉1g（冲服）。

30剂。

四诊：2012年8月8日。

服上方后尿酸、尿素氮、肌酐指标均下降，肢体活动、语言都有好转。舌质红苔白，脉弦缓尺弱。继宗初诊方加：枸杞子15g，山楂15g，全蝎5g，威灵仙15g，羌活15g。水煎服，30剂。

五诊：2012年9月5日。

服上方，诸症好转。

初诊方加：全蝎 5g，白芍 30g，山楂 10g，牛蒡子 15g，地骨皮 15g，山萸肉 10g，玉竹 15g，黄精 15g。水煎服，30 剂。

中风案 1

吴某，女，81 岁，北京人。

患者于 2012 年 2 月因：①急性缺血性脑卒中；②高血压病（3 级），极高危组；③2 型糖尿病；④慢性阻塞性肺炎；⑤不全性肠梗阻；⑥胃食管反流；⑦高脂血症；⑧上呼吸道感染；⑨心律失常、房性早搏；⑩代偿性代谢性酸中毒合并呼吸性酸中毒住院治疗，症状未见缓解，病人于 3 月 1 日出院。后到医院治疗，仍未见效。

初诊：2012 年 3 月 9 日。

在住院治疗未见缓解后来诊，症见右半身不遂，语言謇涩，难以表达心意（只发出"啊"声），舌短，精神烦躁不安，痰多不利大便不畅，动则心悸短气喘促不安，纳呆食少。苔黄白厚腻，舌短难伸，脉弦滑。

诊断：中风（络脉不通）。

治法：息风清窍，祛痰活络。

方药：人工牛黄1.5g，羚羊角粉1.5g，天竺黄10g，胆南星10g，天麻10g，全蝎3g，地龙10g，清半夏10g，桃仁10g，杏仁10g，郁金15g，菖蒲10g，威灵仙10g，玉竹10g，枸杞子10g，生黄芪30g，炒莱菔子10g。

水煎服，20剂。

次诊：2012年3月28日。

服上方后语言叙述较清楚，神志清楚，右侧半身不遂好转，可以挂拐杖，但活动不随意。痰鸣好转。舌质暗苔淡黄厚腻，脉沉弦滑仍存。继以前法进退。

人工牛黄1.5g，羚羊角粉1.5g（冲服），广牛角3g，天竺黄10g，胆南星10g，全蝎3g，地龙10g，天麻10g，赤芍10g，白芍10g，当归10g，菖蒲10g，郁金10g，清半夏10g，茯苓10g，羌活10g，玉竹10g，生黄芪30g，威灵仙10g，桃仁10g，杏仁10g，枸杞子10g。

水煎服，14剂。

诸症悉减，每日可去公园散步。

中风案 2

任某，男，58 岁，北京丰台人。

初诊：1996 年 11 月末，患者脑出血（生气后）9mL，上下肢体仍可活动，后脑部有 3cm×2cm 大小斑秃，时有肢体麻木感，血压 150/110mmHg（其父母都因脑出血及心梗去世）。舌质淡红苔剥脱，脉弦缓尺弱。

诊断：中风（痰风阻络）。

治法：平肝息风，祛痰活络。

方药：地骨皮 30g，生地黄 15g，夏枯草 15g，葛根 30g，牛蒡子 10g，枸杞子 15g，麦冬 10g，赤芍 10g，白芍 10g，丹皮 10g，丹参 10g，炒杜仲 10g，胆南星 6g，茯神 10g，山楂 10g，朱砂粉 1g（冲服）。

水煎，14 剂。

连续服上药，症状减轻。

愈风宁心片 5 盒。按说明书服药。

中风案 3

穆某，男，51 岁。

初诊： 2012 年 3 月 6 日。

于 2009 年、2011 年分别住院，表现为头疼不止，小脑出血（第一次 16mL，第二次 6mL），共 3 次。有高血压病（180/130mmHg）、冠心病、心梗（2011 年 9 月）、乙肝早期、肝硬化。

近日头晕，腰酸，耳鸣，神疲，左肩背痛，目前服西药，血压维持在 130/120mmHg，纳食尚可，大便干。舌质暗苔白厚腻，脉沉弦。

诊断： 中风、水鼓、胸痹、眩晕。

治法： 益气活血，通痹开窍。

方药： 生黄芪 30g，葛根 30g，丹参 30g，赤芍 10g，白芍 10g，麦冬 10g，五味子 10g，槐花 10g，郁金 10g，枸杞子 15g，地骨皮 10g，牛蒡子 10g，山楂 10g，夏枯草 15g，桃仁 10g，茜草 15g，当归 15g，三七粉 1g（冲服），琥珀粉 1g（冲服）。

水煎服，30 剂。

次诊： 2012 年 4 月 10 日。

家族史：9个子女中有6人有高血压病。

两次出血均在下午5~7点，每日口麻，时时中指麻木，双上肢麻木，痰多，舌质红苔白腻，脉弦缓尺弱。

继以前法进退。加：姜黄10g，红花10g，荜茇10g。水煎服，30剂。

服中药2个月后，麻木减轻，未再出血，建议继服中药。

高血压案1

蒋某，女，60岁，江苏人。

初诊：2012年5月15日。

头晕，双侧耳鸣，视力下降，夜寐不安，子宫下垂，大便2~3日一行，尿道增生，肢麻口苦。舌质红苔白腻，脉沉弦细尺弱。

诊断：眩晕（精血不足）。

治法：滋补肝肾，息风活络。

方药：当归10g，熟地黄10g，枸杞子30g，淫羊藿30g，怀牛膝10g，炒杜仲15g，桑寄生15g，五味子10g，地骨皮30g，丹参10g，山楂10g，菊花

10g，牛蒡子 10g，葛根 15g。

水煎服，30 剂。

二诊：2012 年 6 月 15 日。

服上方血压下降，精神转佳。舌质红苔白腻，脉弦细无力，继以前方进退 1 个月。

三诊：2012 年 8 月 7 日。

服上方后血压持续下降，至 110/70mmHg，眼泡略有浮肿。上方以下药物减用量减至：枸杞子 10g，地骨皮 10g，淫羊藿 10g。加：防己 10g，薄荷 3g。水煎服，30 剂。

高血压案 2

赵某，女，53 岁，广州人。

初诊：2012 年 5 月。

在 1990 年患狼疮性肾炎，服用大量激素后反应过大，停用并改服中药，20 年来病情稳定。2008 年开始出现尿蛋白（+++），12 年来一直未能控制，血压 180/80mmHg，服用西药降压，但疗效不佳，后依《养生堂》节目介绍每日服用中药枸杞子 10g，葛根

10g，生山楂 10g，夏枯草 10g，牛蒡子 10g，地骨皮 10g。半个月后高压下降，服药 3 个月后高血压降至 120/80mmHg，时有高压至 130mmHg 左右，后一直平稳。

建议在上方基础上加用：生黄芪 30g，党参 30g，芡实 30g，内服 1～3 个月，观察尿蛋白能否下降。

高血压案 3

杨某，男，59 岁，新疆人。

初诊：2012 年 6 月 26 日。

高血压病史 12 年，服西药后维持在 160/110mmHg，有冠心病，近期服"降压茶"方（我在《养生堂》节目介绍）。

地骨皮 3g，葛根 3g，生山楂 3g，牛蒡子 3g，丹参 3g，枸杞子 3g。

服 4 个月后血压降至 130/90mmHg 以下，一直稳定。平时活动量大，入睡困难，纳食可，尿等待，大便调，时有头鸣，阳痿。舌质红苔白，脉沉弦尺弱。

诊断：眩晕、胸痹、阳痿（肝肾不足）。

治法：息风活络，滋补肝肾。

方药：淫羊藿30g，仙茅10g，巴戟天10g，菟丝子10g，肉苁蓉10g，柴狗肾10g，制马钱子（冲服）0.3g。

水煎服，30剂。

高血压案4

张某，女，73岁，北京人。

初诊：2012年2月。

患者高血压病史达两年之久，曾服海捷亚、施慧达每日1片，但血压一直不稳，常在160/152mmHg，2011年11月期间服用"降压茶"（地骨皮3g，葛根3g，丹参3g，山楂3g，牛蒡子3g，沸水浸泡30分钟，每日服2次，每日100～150mL）。

服用数日后效果显著，血压稳定在120～125/75～80mmHg，3个月来未出现血压升高现象。

癫痫案 1

王某，女，27 岁，张家口人。

初诊： 患者自 1999 年开始癫痫发作，已有 3 年，近期每月发作 2~3 次，发作时晕厥，口内吐白沫。苔白腻，脉沉弦滑。

诊断： 癫痫（痰风内阻）。

治法： 祛痰定惊。

方药： 菖蒲 15g，远志 10g，天麻 10g，钩藤 30g，代赭石 30g，旋覆花 15g，蝉蜕 10g，僵蚕 30g，全蝎 10g，清半夏 10g，琥珀粉 3g，三七粉 3g。

研细末，5 剂，每次 10g，日服 2 次。

次诊： 2001 年 1 月。

服上方至今 2 个多月，未再发作。苔白滑，脉弦滑，继以前方加：白术 15g，茯苓 10g，以除痰之源。3 剂，研细末，每次 10g，日服 2 次。

癫痫案 2

孙某，女，12 岁，北京人。

初诊：2008 年春频发癫痫。初潮，面色黄，睡不安稳。苔白厚腻，脉弦缓尺弱。

诊断：癫痫（精血不足，肝风内动）。

治法：调经养血，祛痰息风。

方药：当归 10g，赤芍 10g，白芍 10g，川芎 5g，熟地黄 5g，白术 10g，茯苓 3g，菖蒲 3g，远志 3g，胆南星 1g，天竺黄 1g，生甘草 6g。

水煎服，7 剂。

次诊：2008 年 12 月 7 日。

近期服上药后，癫痫未发作，睡眠稍好转。继服上方。

再诊：2012 年 5 月 9 日。

服上药连续数月，癫痫一直未发作，今日关节疼痛。舌质红苔白腻，脉弦细尺弱。

郁李仁 15g，杏仁 6g，全蝎 3g，玄参 10g，胆南星 3g，白芷 6g，川芎 6g，钩藤 10g，女贞子 6g，焦三仙各 5g。

2013 年元月，准备高考。

睡眠少，精神转佳，纳食少。舌质红苔白，脉弦缓尺弱。

当归 10g，炒白芍 10g，川芎 6g，钩藤 10g，天竺黄 3g，胆南星 3g，天麻 3g，全蝎 1g，藁本 3g，连翘 5g，蒲公英 5g，生甘草 6g。

水煎服，7 剂。

再诊： 2014 年 8 月。

痛经，苔白腻，脉沉弦缓迟弱。

当归 10g，炒白芍 10g，炒白术 10g，茯苓 10g，延胡索 10g，全蝎 2g，钩藤 5g，白芷 3g，陈皮 3g，香橼 3g，佛手 3g，甘草 3g。

水煎服，7 剂。

服中药连续至今，未发作癫痫，已考入中央音乐学院。

癫痫案 3

于某，男，13 岁，南通市人。

初诊： 罹患癫痫数年不愈，今来京诊治。

2~3 天小发作一次，眼直神呆，数分钟缓解。大发作时抽搐，吐白沫，眼吊，不省人事，月余发作一次。舌质暗苔白腻，脉沉滑。

诊断：癫痫（痰风阻络）。

治法：祛痰息风活络。

方药：胆南星 6g，天竺黄 5g，天麻 3g，钩藤 10g，生龙齿 10g，僵蚕 5g，地龙 3g，陈皮 5g。

水煎服，14 剂。

上药连服 6 个月，精神转佳，癫痫未发作。

帕金森病案 1

张某，男，77 岁，北京人。

初诊：2012 年。

经查：手颤，肢麻，言语不清，走路不稳，服中西药物未见效果，求余诊治。

诊断：帕金森病（肝风内动，肝肾不足）兼颈椎病。

治法：养肝益肾，息风活络。

方药：葛根 30g，羌活 10g，威灵仙 10g，生黄芪 30g，丹参 15g，赤芍 6g，白芍 6g，红花 10g，麦冬 10g，太子参 10g，五味子 10g，山楂 6g，乌梅 3g，藿香 3g，当归 6g，熟地黄 6g，川芎 3g，山萸肉 10g，怀牛膝 10g，钩藤 10g，巴戟天 6g，菟丝子 6g，淫羊藿 15g，天麻 10g，刺五加 15g，鹿角胶 15g，枸杞子 15g，玉竹 10g，黄精 10g。

颗粒剂，14 剂。

次诊：2012 年 10 月 17 日。

服上方，症状减轻，饮食稍有增加，二便调。

郁李仁 15g，山楂 10g，怀牛膝 10g，生黄芪 30g，太子参 15g，五味子 10g，麦冬 10g，葛根 30g，威灵仙 10g，羌活 10g，丹参 10g，青风藤 6g，海风藤 6g，穿山龙 10g，焦三仙各 10g。

14 剂。

三诊：2012 年 11 月 14 日。

上方加：郁金 30g，赤芍 10g，三七粉 2g。

四诊：2013 年 1 月 14 日。

中风、痹证，瘀血阻络，行动不便。

巴戟天 15g，菟丝子 15g，山萸肉 10g，鹿角胶 15g，当归 15g，郁金 30g，威灵仙 15g，羌活 15g，青风藤 10g，海风藤 10g，穿山龙 15g，丹参 15g，赤芍 10g，山楂 10g，郁李仁 30g，太子参 15g，怀牛膝 10g，生黄芪 30g，五味子 10g，麦冬 10g，葛根 30g，三七粉 2g（冲服），焦神曲 10g，焦麦芽 10g，焦山楂 10g。

14 剂。

五诊： 2013 年 5 月 15 日。

诸症悉减，仍肢麻、手抖。

玉竹 10g，黄精 10g，独活 6g，天麻 10g，钩藤 10g，生黄芪 40g，当归 30g，威灵仙 15g，羌活 15g，怀牛膝 15g，青风藤 10g，海风藤 10g，穿山龙 30g，葛根 30g，山楂 10g，巴戟天 30g，菟丝子 30g，山萸肉 10g，鹿角胶 15g，郁金 30g，丹参 15g，赤芍 10g，郁李仁 30g，太子参 15g，五味子 10g，麦冬 10g，三七粉 2g，焦三仙各 3g，刺五加 15g。

14 剂。

六诊： 2013 年 7 月 3 日。

精神转佳，诸症悉减。

上方加：枸杞子 10g，玉竹 10g，黄精 10g，山药 10g。14 剂。

刺五加脑灵液2盒。按说明书服用。

七诊：2014年10月5日。

其他症悉减，唯腿疼，下肢活动差，睡眠稍差。

五诊方加：淫羊藿15g，木瓜10g，威灵仙10g，远志10g，菖蒲10g，柏子仁10g，穿山龙15g，刺五加30g，炒酸枣仁10g。

14剂。

以上各药连续服用，没有间断。现每日可去天坛公园散步，食欲好，二便调。

头痛案 1

姜某，男，46岁，湖北人。

初诊：2011年12月。

患者容易外感，头痛8年，服中西药未能控制头痛病情。

今年头痛，眩晕，神疲乏力，腰酸，畏寒肢冷，纳可，二便调。性欲减退，勃起不坚，时有滑精，触之2分钟即排精。

2008年起患慢性胃炎。经查：颈椎病，面色红润。舌质红略有齿痕苔白,脉沉弦尺弱。

诊断:头痛(肾气不足,风邪阻络)。

治法:祛风活络。

方药:葛根 30g,威灵仙 10g,白芍 30g,川芎 9g,白芷 10g,藁本 10g,全蝎 3g,僵蚕 10g,青风藤 6g,海风藤 6g。

水煎服,15 剂,3 次 / 日。

次诊:2011 年 12 月 22 日。

服上方 2 剂后头痛尚存,颈椎胀痛始终未再发病。唯遗精、早泄尚有。继以补肾填髓固精法治之。

淫羊藿 30g,白芍 30g,葛根 30g,川芎 9g,桑螵蛸 10g,巴戟天 30g,沙苑子 10g,菟丝子 10g,人参 3g,鹿茸粉 0.3g(冲服)。

水煎服,15 剂,以观后效。

头痛案 2

周某,女,28 岁。

初诊:2011 年 11 月。

患者右侧偏头痛已有 5 年之久,产后数天至今经常发作，曾服中西药多年未效。

近期头痛均在行经时发生，经后好转，腰酸腿软，他症如前，腹痛呕吐。舌质红苔白，脉沉弦尺弱。

诊断：头痛（肾虚头痛，肝肾不足）。

治法：益肾养肝。

方药：当归 10g，白芍 10g，川芎 9g，生地黄 10g，丹参 10g，五味子 10g，远志 10g，柏子仁 10g，白芷 10g，全蝎 3g，藁本 10g，炒酸枣仁 10g，生甘草 9g。

水煎服，30 剂。

次诊：2012 年 1 月。

服上方 1 周头痛即止，有梦多尿频，大便干，继以上方加：郁李仁 15g，麻子仁 10g，分心木 10g。水煎服 7 剂后痊愈。

头痛案 3

白某，女，54 岁，北京人。

头痛发作数年，四处求医未果。今日头痛继作，曾在外院做脑彩照示右脑动脉变细，椎基底动脉迂曲。睡眠差，多梦纳呆，二便调。

既往有颈椎病、高脂血症，个人无不良嗜好，家族无遗传疾病。

查：面色红，体型微胖，语言清晰，声音正常，舌质暗红。苔白厚腻，脉弦细尺弱。

诊断：头痛（血瘀头痛）。

治法：活血化瘀，通络止痛。

方药：葛根 30g，丹参 15g，赤芍 10g，川芎 9g，白芷 10g，全蝎 3g，细辛 3g，藁本 10g，羌活 10g，威灵仙 10g，木瓜 10g，白芍 10g。

水煎服，21 剂。

次诊：2011 年 2 月。

服上方 3 周，头痛明显缓解。舌质红，苔白腻厚，脉弦细尺弱。

上方加：红花 10g，地龙 10g，焦三仙各 10g。水煎服，30 剂。

上方加红花辛散温通、活血化瘀之力较强，为常用之品。地龙咸寒降泄，性走窜，长于通行经络，二药相配，增加化瘀之功。

头痛案 4

朱某，女，61 岁，哈尔滨人。

初诊：2012 年 3 月。

主诉：2011 年 1 月双额顶叶腔梗，左肾结石直径 0.5cm，间断头痛 10 余年，左头顶部疼痛，腰痛，足跟痛，双膝关节冷痛，神疲嗜卧。舌质红，苔白中有裂纹，边有齿痕，脉沉弦尺弱。

诊断：头痛（肝肾不足，瘀阻络脉）。

治法：补益肝肾，活血通络。

方药：全蝎 3g，丹参 30g，生地黄 10g，熟地黄 10g，白芍 30g，羌活 10g，独活 10g，威灵仙 15g，青风藤 10g，海风藤 10g，海金沙 10g，金钱草 30g，怀牛膝 10g，白芷 10g，细辛 3g，藁本 10g，山萸肉 10g，葛根 15g，川芎 6g。

颗粒剂，30 剂。

次诊：2012 年 3 月。

服上方 30 剂后，每个月只有一次头痛，已不剧烈，足跟痛已愈。B 超示肾结石已排除，唯膝关节仍微痛。

上方减海金沙、金钱草。加威灵仙 15g，穿山龙 30g。颗粒剂，30 剂。

头痛案 5

徐某，女，76 岁，天津人。

初诊：2014 年 7 月 26 日。

凌晨突发头痛（太阳穴部位），身冷恶心，不思饮食。牙龈肿痛，便干，小便涩。正值三伏天（气温 36℃，湿度 60％），空调温度 25℃。舌质红苔白腻，脉弦滑尺弱。

诊断：头痛（暑热受凉）。

治法：祛暑止痛。

方药：全蝎 3g，薄荷 3g，白芷 6g，川芎 6g，桃仁 5g，赤芍 5g，白芍 5g，丹参 15g，当归 5g，藁本 6g，怀牛膝 30g，生石膏 30g，知母 10g，生地黄 10g，丹皮 10g，葛根 15g，羌活 6g，僵蚕 5g，熟大黄 5g，白菊花 10g，神曲 15g。

2 剂。

次诊： 7 月 28 日。

服上方 1 剂，头痛止，有汗，牙龈稍痛，继服中药，其他诸症悉除，效不更方。

肺 系 病

哮喘案 1

李某，女，50 岁，黑龙江大庆人。

初诊：2012 年 7 月 4 日。

青光眼术后失明，鼻鼽症（过敏性鼻炎）已 30 余年，每年 8 月份哮喘，9 月份加重，时有五更泄，咽部、颈部不适，肩背部酸痛，手指麻木，现已绝经。

诊断：秋哮、鼻鼽症（风邪阻络）。

治法：祛风活络，止咳定喘。

方药：葛根 30g，威灵仙 15g，羌活 10g，青风藤 10g，海风藤 10g，牛蒡子 10g，山药 30g，炒白术 10g，辛夷 10g，白芷 10g，细辛 3g，生黄芪 30g，白芥子 3g，苏子 6g，五味子 10g，杏仁 10g，银杏 3g，车前子 10g，片姜黄 10g，蛤蚧 3g，炙甘草 9g。

水煎服，14 剂。

次诊：2012 年 8 月 15 日。

服上方诸症好转。舌质红苔腻，脉弦细尺弱。继以前方进退。

上方加：丹皮 15g，麻黄 3g，薄荷 9g，生地黄

91

10g，白芍 10g。

水煎服，14 剂。

哮喘案 2

王某，女，48 岁，河南人。

初诊：2012 年 4 月 19 日。

哮喘发作 10 余年，每年秋季发作，同时出现过敏性鼻炎，立秋后 9 月份发作，10 月份缓解。眼痒，鼻塞流涕至哮喘胸闷结气。今年春季开始哮喘发作：鼻塞，眼痒，咽痒，流涕，喘促不安，胸胁胀满。素有腰酸痛，用激素类药物。苔黄白，兼见舌尖红，脉弦滑尺弱。

诊断：秋哮病。

治法：扶正祛邪，止咳定喘。

方药：麻黄 10g，杏仁 10g，生石膏 15g，桃仁 10g，白前 10g，前胡 10g，枇杷叶 15g，生黄芪 30g，炒白术 15g，炒莱菔子 10g，苏子 10g，白芥子 6g，鱼腥草 15g，山萸肉 10g，姜半夏 10g，茯苓 10g，陈皮 10g，五味子 10g，蛤蚧 3g，生甘草 6g。

水煎服，14 剂。

可连续服 3 个月药，服后今年 8～9 月未发病（服药前每年 8～9 月均发作哮喘）。

二诊：2012 年 9 月 5 日。

服药后至今未有哮喘发作，精神转佳，全身舒适，感觉良好，唯时有鼻衄症发作。舌质红苔白，脉弦滑。继以前法进退。

上方加：辛夷 6g，白芷 6g，细辛 3g，北柴胡 3g，薄荷 3g，葶苈子 15g，山药 10g，苍耳子 5g。水煎服，30 剂。

再连续服 3 个月药，以观后效。

哮喘案 3

丛某，男，6 岁，北京人。

初诊：2012 年 8 月 21 日。

咳喘痰多不利，今年在首都儿科研究所确诊为"哮喘"。

今日咳嗽，喘促不安，面色㿠白，纳食尚可，体弱，时有外感。舌质红苔白，脉弦滑数。

诊断：哮喘病。

治法：扶正止咳，定喘。

方药：桃仁 3g，杏仁 3g，浙贝母 5g，枇杷叶 10g，前胡 5g，白前 3g，川贝母 1g，麻黄 3g，细辛 1g，炒白术 3g，茯苓 3g，山萸肉 3g，当归 3g，炒莱菔子 3g，白芥子 1g，苏子 1g，陈皮 3g，蛤蚧 1g，生甘草 3g。

水煎服，14 剂。

继服上方 1 个月病除。

哮喘案 4

李某，男，12 岁，山东人。

初诊：2010 年 8 月 27 日。

哮喘发作 4～5 年，每至冬季发病严重。体稍胖，夜间惊醒，有哮鸣音，平日素嗜油炸食品，大便日行 1 次。舌质红苔白腻，边有齿痕，脉弦滑尺弱。

诊断：哮喘（寒哮）。

治法：益肺健脾，补肾止哮定喘。

方药：桃仁 20g，杏仁 20g，苏子 30g，炒莱菔子 30g，白芥子 30g，姜半夏 30g，炒白术 50g，茯苓 30g，陈皮 30g，远志 30g，红花 15g，生黄芪 50g，山药 50g，麻黄 30g，五味子 30g，细辛 15g，钩藤 50g，瓜蒌 50g，蛤蚧 50g。

颗粒剂，12 剂。

二诊：2010 年 11 月 5 日。

改用汤剂。

桃仁 3g，杏仁 3g，浙贝母 3g，苏子 3g，炒莱菔子 3g，炒白术 6g，茯苓 5g，陈皮 5g，辛夷 3g，薄荷 5g，白芷 3g，姜半夏 3g，麻黄 3g，生姜 3 片，生黄芪 6g，山药 6g，钩藤 3g，生甘草 3g。

继服 3 个月。

三诊：2011 年 2 月 15 日。

服上方仅感冒 1 次，哮喘未再发作。舌质红苔白，脉弦滑。

上方加：桃仁 5g，杏仁 5g，鱼腥草 10g，生甘草 6g。

水煎服，继服半年。

四诊：2011 年 8 月 16 日。

服上方药 1 年，其中感冒 3～4 次，哮喘未再发作。舌质红苔白腻，脉弦滑，继以前方进退。

二诊方加：银杏 3g，白芥子 3g，鱼腥草 10g，桃仁 5g，杏仁 5g，服药 3 个月。

五诊： 2011 年 11 月 18 日。

时有咳嗽，哮喘未明显发作，舌质红苔黄厚腻，脉弦滑。

白芥子 3g，银杏 3g，桃仁 5g，杏仁 5g，前胡 10g，白前 10g，枇杷叶 10g，苏子 10g，炒莱菔子 10g，生黄芪 15g，炒白术 10g，茯苓 6g，清半夏 10g，陈皮 10g，鱼腥草 10g，细辛 3g，麻黄 6g，蛤蚧 3g。

继服 3 个月。

六诊： 2012 年 2 月 7 日。

服上方，诸症悉减，哮喘未再发作。劳累后有憋气。苔腻质红，脉弦滑，继以前方进退。

五诊方加：生黄芪 10g，山药 10g。以此巩固防复发。

七诊： 2012 年 8 月 14 日。

哮喘未再发作，偶有外感。舌质红苔白腻，脉弦滑。服药已近 2 年，病情始终平稳。嘱停服上药进行观察。

继以健脾以化痰之源之剂巩固。

焦白术 3g，茯苓 3g，焦三仙各 3g，清半夏 3g，生甘草 3g。

水煎服，7 剂，以观后效。

哮喘案 5

甘某，男，6 岁，昌平人。

初诊：2010 年 7 月 20 日。

患哮喘合并过敏性鼻炎已 3 年多，咳喘喉中有哮鸣音，一年四季均有发作，冬季重夏季轻。舌质淡红苔白，脉弦滑尺弱。

诊断：寒哮、鼻鼽症。

治法：温肺定喘，清肺通窍。

方药：麻黄 5g，杏仁 5g，枇杷叶 6g，前胡 6g，生石膏 6g，苏子 6g，炒莱菔子 6g，白芥子 3g，薄荷 5g，姜半夏 3g，陈皮 5g，生黄芪 6g，山药 6g，焦三仙各 2g，炒白术 6g，茯苓 3g，丹皮 5g，蛤蚧 1g。

颗粒剂，15 剂。

以此药为基础，连续服药，近年来哮喘未发作，流涕咳嗽鼻塞还有发作。

次诊：2011年8月30日。

服上方后，鼻塞流涕均有好转，哮喘仍未发作，舌质红苔白，脉弦滑，继以前方进退。

三诊：2012年4月21日。

哮喘、鼻衄均未再发作。嘱继服上方至今年7月可停药观察。

哮喘案6

高某，男，70岁，北京人。

初诊：2011年11月10日。

哮喘7年，有高血压、癃闭症、阻塞性肺气肿、眩晕、慢阻肺。咳嗽白痰，胸闷气结，喘促不安，一年四季均发作，二便尚可，动则心悸气短。舌质红苔白少津，脉弦滑尺弱。

诊断：哮喘（肺、脾、肾三脏俱虚）。

治法：补脾肺肾，止咳平喘。

方药：桃仁10g，杏仁10g，葶苈子30g，白芥子10g，苏子10g，炒莱菔子10g，山药30g，麦冬

98

10g，五味子 10g，生黄芪 30g，白果 6g，玉竹 15g，山萸肉 10g，姜半夏 10g，陈皮 10g，红花 10g，赤芍 10g，丹参 10g，干姜 3g，生甘草 6g。

水煎服，14 剂。

次诊：2011 年 12 月 5 日。

服上方喘促稍平，仍有鼻塞流涕。

上方加：辛夷 10g，细辛 3g，太子参 10g。水煎服，14 剂。

三诊：2012 年 1 月 5 日。

服上方痰喘均有显著好转，唯动则心悸短气。舌质红苔白，脉弦细尺弱。继宗前法进退。

初诊方加：太子参 15g，南沙参 10g，北沙参 10g，炙甘草 9g。颗粒剂，7 剂。

四诊：2012 年 2 月 9 日。

服上方喘促均平息，心悸好转。舌质红苔白腻，脉弦细尺弱。继前方进退。颗粒剂，14 剂。

五诊：2012 年 5 月 3 日。

服上方哮喘平伏，精神转佳，可一口气吹口琴 2 分钟，同时又在学习别的乐器。

脉弦滑，口干少津。

初诊方加：太子参 15g，鱼腥草 30g，白茅根 15g，南沙参 10g，北沙参 10g，细辛 3g，辛夷 10g，炙甘草 9g。颗粒剂，14 服，以此巩固其效。

哮喘案 7

乔某，女，50 岁，北京人。

初诊： 2010 年 4 月 7 日。

主诉： 哮喘 20 年。2004 年至今不断发病，曾服中西药未能控制，冬季严重，二便调，月经尚可，腰痛痰多，动则心悸（曾有云雾移睛症）。苔白厚腻，脉沉弦细尺弱。

诊断： 寒哮、心悸（肺、脾、肾三脏俱虚）。

治法： 扶正止哮定喘。

方药： 山药 15g，生黄芪 15g，炒白术 10g，茯苓 10g，苏子 10g，白芥子 3g，炒莱菔子 10g，法半夏 6g，厚朴 6g，陈皮 10g，桃仁 10g，杏仁 10g，浙贝母 10g，枇杷叶 10g，麻黄 6g，生甘草 6g，银杏 3g，蛤蚧 1 只。

水煎服，14 剂。

次诊：2012 年冬春哮喘均无发作。舌质红苔白，脉弦，目前时有盗汗，头晕欲睡，手指关节痛。

上方加：忍冬藤 10g，桑枝 10g，穿山龙 30g，威灵仙 10g，杏仁 10g，炒白术 10g，青风藤 10g，海风藤 10g。水煎服，14 剂

哮喘案 8

李某，男，14 岁，山东人。

服中药以来已两年未再发作哮喘，感冒亦未再发作。经查：面色无华，食欲睡眠均可。舌质红苔白稍腻，脉弦滑。

生黄芪 10g，山药 10g，炒白术 6g，茯苓 6g，苏子 6g，炒莱菔子 6g，白芥子 3g，前胡 6g，白前 6g，枇杷叶 6g，麻黄 3g，细辛 3g，桃仁 6g，杏仁 6g，鱼腥草 10g，蛤蚧 1 只，生甘草 3g。

水煎服，60 剂。

哮喘案 9

潘某，女，11 岁，山东人。

服中药后哮喘始终未发作，近期感冒两次，哮喘亦没发作。舌质红苔白腻，脉弦滑。二便调，食欲尚可。继以前法进退。

麻黄 3g，桃仁 6g，杏仁 6g，当归 6g，川芎 3g，红花 3g，姜半夏 6g，陈皮 6g，炒白术 6g，茯苓 6g，生黄芪 10g，山药 10g，苏子 6g，炒莱菔子 6g，浙贝母 10g，川贝母 3g，前胡 6g，白芥子 3g，蛤蚧 10g。

水泛为丸，每次 10g，3 个月量，每日 3 次。

过敏性鼻炎案

梁某，男，22 岁。

初诊：2010 年 4 月。

近年来用中西药物治疗哮喘、过敏性鼻炎，疗效不明显，近期喷嚏、鼻塞、流涕发病严重，来医院门诊。经查：喷嚏、鼻塞、流涕等症如前。舌质红苔白，脉浮滑尺弱。

诊断： 鼻鼽症、寒哮（肺失宣发）。

治法： 宣肺止哮。

方药： 辛夷 6g，白芷 6g，苍耳子 6g，桃仁 6g，杏仁 6g，麻黄 6g，细辛 3g，北柴胡 6g，生黄芪 10g，丹皮 10g，浙贝母 10g，炒白术 10g，枇杷叶 10g，茯苓 6g，生甘草 6g。

水煎服，15 剂。

2012 年 1 月。其父母来诊告知：梁某服药半月后至今已八九个月，始终未发病。今二老同样患此病来诊，并诉梁某祖父母生前亦犯此病。

脾 胃 病

胃脘痛案 1

任某，女，48岁，河北人。

初诊： 近期胃脘不适，进凉食加重，经当地中西药治疗未效，来京治疗，二便尚调。舌质淡红苔白腻，脉沉弦细。

诊断： 胃疣病。

治法： 清胃软坚散结。

方药： 香附15g，薏苡仁30g，炒白术15g，茯苓10g，白豆蔻3g，砂仁3g，陈皮10g，蒲公英15g，板蓝根15g，大青叶15g，延胡索10g，夏枯草15g。

水煎服，30剂。

服药月余病除，忌凉、辛辣食物。

胃脘痛案 2

靳某，男，40岁，山东人。

初诊： 胃痛，吐酸。查：幽门螺杆菌（＋）。苔白厚腻，脉沉弦缓。

诊断：胃脘痛。

治法：健脾养胃，和胃止痛。

方药：炒白术10g，砂仁2g，生槟榔6g，乌贼骨6g，浙贝母6g，甘草6g，枯草10g，蒲公英6g，延胡索6g。

服药30天，查幽门螺杆菌转阴，诸症悉除。

二诊：2013年1月。

又胃痛，吐酸，痔疮。

焦白术10g，茯苓10g，乌贼骨15g，浙贝母10g，延胡索10g，蒲公英30g，紫花地丁10g，白茅根30g，冬瓜皮10g，桑白皮10g，槐花10g，槐角10g，甘草9g。

7剂。

嘱：忌油腻、酸、辣、甜食。

再诊：2014年8月。

乌贼骨10g，瓦楞子3g，浙贝母3g，延胡索10g，生蒲黄10g，生槟榔10g，蒲公英10g，炒白术10g，茯苓10g，香橼3g，陈皮3g，佛手3g。

7剂，药到病除。

结 核 病

肺结核案 1

王某，男，45 岁，北京人。

患浸润性肺结核，近期住通州结核病院。高热，服西药热退，唯身冷汗出不适，来诊求服中药。舌质红苔白，脉细数有盗汗。

诊断：肺痨（阴虚肺热）。

治法：养阴清热。

方药：北柴胡 6g，荆芥 3g，金银花 15g，野菊花 10g，夏枯草 10g，地骨皮 30g，鳖甲 10g，甘草 6g，黄芩 10g。

服上方 2 剂后热退，精神转佳，继服中药，效不更方。

肺结核案 2

孙某，女，19 岁，哈尔滨人。

初诊：2012 年 2 月。

低热，咳嗽。经查：双肺空洞肺结核（大者 1.5cm，有一乒乓球大小）。患者拒绝手术，来京诊治。

近期盗汗，两颧骨粉红。舌质红苔白，脉沉细弱，尺弱。

诊断：肺痨。

治法：益肺清热消炎。

方药：北柴胡 6g，夏枯草 6g，猫爪草 10g，萆草 6g，黄芩 6g，白及 6g，川贝母 3g，生牡蛎 10g，珍珠母 10g，地骨皮 10g，鳖甲 6g，甘草 6g。

90 剂。

二诊：服上药 3 个月，经查：双肺空洞结核已痊愈。

注解：此方北柴胡、萆草、黄芩、猫爪草、夏枯草诸药清热解毒，有强大的抗结核解毒作用，地骨皮清热，有抗结核作用。

颈淋巴结核案

刘某，女，26 岁，河北人。

初诊：2011 年 1 月。

颈部淋巴结核术后有管道化脓，不能愈合已有两年之久，右侧有串珠样瘰疬。外阴瘙痒有白斑。胸科医院经查诊为淋巴结核。两颧粉红，盗汗。

诊断： 瘰疬、瘘管。

治法： 养阴清热解毒，软坚散结，佐以健脾利湿止痒。

方药： 北柴胡 6g，夏枯草 15g，猫爪草 10g，淫羊藿 15g，黄芩 10g，白及 10g，生牡蛎 15g，浙贝母 10g，薏苡仁 30g，白花蛇舌草 30g，生黄芪 30g，生地黄 10g，当归 10g，白芍 10g，金银花 10g，连翘 10g。

35 剂。

外用大黄油敷患处（自制）。

次诊： 2011 年 2 月。

服上方好转，右侧病灶溃破。

上方加：苦参 10g，苍术 10g，白术 10g。30 剂。

三诊： 服上方溃破处已平伏，他症好转。舌质红苔白，脉弦细尺弱。

初诊方加：车前子 15g，泽泻 10g，苍术 10g，黄柏 10g。

四诊： 2011 年 4 月。

服上方诸症悉减，舌质红苔白，脉弦尺弱。外用大黄油，适量兑入白及（粉末）3g，甘草（粉末）3g，使疮口尽快愈合。

白花蛇舌草30g，淫羊藿30g，女贞子15g，黄芩10g，浙贝母10g，蒲公英15g，紫花地丁10g，黄柏10g，生甘草9g，车前子10g。

水煎服，30剂。

五诊：舌质红苔黄厚腻，脉弦细尺弱。

北柴胡6g，银柴胡6g，夏枯草15g，淫羊藿15g，白及10g，黄芩10g，当归10g，苍术10g，黄柏10g，生牡蛎15g，猫爪草10g，浙贝母10g，生甘草10g。

外用药照旧。

六诊：诸症悉除，四肢酸楚，舌质红苔白滑，脉弦细尺弱。

五诊方加：当归15g，白芍10g，生地黄10g，熟地黄10g，枸杞子10g。水丸，1个月量。

七诊：2011年9月。

右颈部疮生长肉芽组织，有感染，外阴白斑呈V形。舌质红苔白滑，脉弦沉尺弱。

五诊方加：独活10g，补骨脂10g。水丸，1个月量。

八诊： 服上方疮已封口。

五诊方加： 五味子 10g，柏子仁 10g，远志 10g。水丸，1 个月量。

乳腺结核案

李某，女，36 岁，河南人。

初诊： 2012 年 10 月。

左乳乳腺结核，形成瘘管，经当地手术后 2～3 年未封口愈合，来诊求治。时有低热黄色脓液渗出，夜间盗汗。舌质红苔白，脉细数尺弱。

诊断： 乳腺结核合并瘘管。

治法： 清热解毒。

方药： 北柴胡 3g，夏枯草 10g，蒲公英 10g，黄芪 10g，熟地黄 6g，野菊花 6g，地骨皮 10g，鳖甲 10g，山药 30g，生牡蛎 10g。

水煎服，60 剂。

外用： 白及 3g，甘草 3g，兑入大黄油适量，每次 10～15mL，注入瘘管内，3～4 个月痊愈。

　　生牡蛎滋阴潜阳，夏枯草、蒲公英清热解毒，使用内服药及外用药 3 个月后热退，伤口愈合，未见黄色分泌物。

皮外科病

带状疱疹案

乔某，女，50 岁。

初诊：2012 年 3 月 19 日。

今日左大腿内侧可见 10 余个红色疱疹，呈带状，不痒微痛。舌质红苔白，脉弦数尺弱。

诊断：带状疱疹（湿热内蕴）。

治法：清热利湿，止痛。

方药：连翘 15g，炒栀子 10g，蒲公英 15g，紫花地丁 15g，丹皮 10g，丹参 15g，赤芍 10g，桃仁 10g，地肤子 10g，白鲜皮 15g，生甘草 9g。

水煎服，7 剂。

次诊：2012 年 3 月 26 日。

服上方，疱疹基本结痂无疼痛，上方加瓜蒌 50g，红花 5g，生甘草 9g。继服 10 剂。

牛皮癣顽症案

陈某，男，48 岁，保定人。

初诊：2009 年 10 月 12 日。

全身性皮疹，大部分红肿紫痛，身痒难忍，不能入睡，曾服多年中西药未效，大便尚可，纳食尚可。苔白厚腻，脉弦缓尺弱。

诊断： 牛皮癣（湿阻三焦，运化失常）。

治法： 清热利湿止痒。

方药： 地肤子 30g，白鲜皮 30g，苍术 20g，白术 20g，黄柏 30g，苦参 30g，黄芩 15g，蜂房 10g，地龙 10g，大青叶 15g，板蓝根 15g，赤小豆 30g，薏苡仁 30g，生甘草 9g。

水煎服，30 剂。

次诊： 2012 年 6 月。

经连续服上药，基本痊愈，为巩固疗效可再服上药。忌辛辣、荤腥食物。

耳软骨膜炎案 1

孙某，男，43 岁。

初诊： 2012 年 3 月 30 日。

患者左耳呈肿大坏损，在当地医院手术西药治疗，诊为耳郭软骨膜炎。今来诊，外观红肿热痛，左耳骨膜炎在1个月前手术，术后疼痛难忍，至今耳部如莲雾状，大如扁桃（2cm以上），小如蚕豆（1～1.5cm），共4个，其伤口不愈合。舌质红苔白腻，脉沉弦。

诊断：耳软骨膜炎（湿毒上扰，肝风上亢）。

治法：清热利湿，养阴息风。

方药：金银花30g，连翘15g，蒲公英30g，紫花地丁30g，板蓝根15g，大青叶15g，夏枯草15g，地骨皮30g，生地黄10g，桃仁10g，赤芍10g，丹参20g，生甘草9g，人工牛黄（散）3g。

外用：每日以香油（烧热后，晒凉）外涂右耳。后痊愈。

耳软骨膜炎案 2

赵某，女，59岁，河北永清人。

初诊：2011年5月16日。

当地医院诊断为耳软骨膜炎、左耳骨膜炎。

嘱用烧开后晾凉的香油外涂数日。

次诊：2012年5月26日。

又因左右耳骨膜炎去当地医院用抗生素、激素类药物治疗。现耳肿，溃烂呈猪蹄状，耳孔闭塞。

后坚持用香油涂耳痊愈（香油即麻油，有强抗感染、消炎作用）。

全身湿疹案

王某，男，59岁，北京人。

初诊：2012年10月10日。

近数月以来全身奇痒，皮肤有红疹，曾服中西药物，未见疗效。舌质红苔白腻，脉弦滑稍数。

诊断：湿疹（湿郁三焦）。

治法：清热利湿止痒。

白鲜皮30g，连翘10g，地肤子30g，炒栀子10g，白茅根10g，桑白皮10g，冬瓜皮10g，苦参10g，红小豆30g，薏苡仁50g，滑石10g，葛根10g，地骨皮15g，牛蒡子10g，山楂10g，丹参10g，车前子15g，川草薢10g，白花蛇舌草30g，女贞子15g，茯苓15g，焦白术15g，枸杞子10g。

30剂。

二诊：2012年12月13日。

服上方 1 个月，奇痒消失。近期又发瘾闭症，经查为前列腺炎，时有尿频、尿急、会阴不适。

薏苡仁 30g，山楂 10g，车前子 15g，川草薢 10g，白花蛇舌草 30g，女贞子 15g，茯苓 15g，焦白术 15g，枸杞子 10g。

水煎服，30 剂，以观后效。

皮 癣 案

李某，男，58 岁。

初诊： 2011 年 11 月。

皮癣数年，屡治不愈，奇痒闹心，左脚心者 4cm×5cm 大小，右脚心者 3cm×4cm 大小。舌质红苔白，脉弦细尺弱。

方药

外敷：六一散 30g，青黛粉 10g，松花粉 30g。

外洗：生侧柏叶 50g，生麦芽 30g，黄精 10g，15 剂，混匀外洗。

次诊： 2012 年 3 月。

用上方药后，左右脚心皮癣均痊愈，皮肤光滑，痒已除。

半月板损伤案

臧某，女，37 岁，山东人。

初诊： 2011 年 12 月。

2011 年 12 月初，因骑摩托车外伤，右膝关节内侧半月板损伤，关节腔积液，在当地医院治疗要求手术，患者拒绝，因而来京治疗。查右膝关节疼痛，难以行走。

诊断： 外伤致半月板损伤。

治法： 消炎止痛，补肾强骨。

方药： 骨碎补 15g，补骨脂 10g，川续断 10g，怀牛膝 10g，鹿角胶 10g，熟地黄 10g，制首乌 10g，枸杞子 10g，山萸肉 10g，炒杜仲 10g，黑芝麻 10g，茯苓 10g，薏苡仁 30g，生黄芪 30g。

外用： 麝香止痛酒（麝香、乳香、没药、血竭、延胡索、七叶莲）。

次诊： 2012 年 1 月。

外用药酒每日 3 次，疼痛已止，至今痊愈，继续服药，擦药酒以巩固疗效。

五官科病

耳 聋 案

姜某，男，76岁，通州人。

初诊：2011年11月14日。

于2011年2月2日，因炮竹爆震而失聪，以高压氧舱、丹参注射液、中药汤剂、耳聋通窍丸治疗数月后无明显改变。大便3日一行，饮食纳可，夜眠安。

有冠心病，2012年12月行支架手术，后服阿司匹林等药物。舌质红苔白，脉沉弦尺弱。

诊断：耳聋（精虚，惊恐伤肾）。

治法：益肾通窍复聪。

方药：葛根30g，丹参30g，赤芍10g，白芍10g，全蝎3g，蝉蜕10g，熟地黄10g，郁李仁30g，桃仁30g，生地黄15g，玄参15g，麦冬10g，地龙15g，土鳖虫10g，水蛭5g。

水煎服，14剂。

次诊：2011年1月30日。

服上方14剂，效果不明显，未再服药。

外用药：全蝎15g，生甘草15g，以香油100mL

煎炸至药焦黄，沥出药油，每日晨起在左右耳各滴 2
滴，晚睡前再各 3 滴。

三诊：2012 年 4 月 19 日。

滴药油后自觉效果显著，其测定听力：右耳听力
9.5 分贝，左耳 60 分贝，听力有大幅度提高。

初诊方加：全蝎 3g，生草 6g，丹参 15g，薏苡
仁 30g，红小豆 30g。14 剂，以观后效。

外用滴耳药油，内服愈风宁心片、中药颗粒剂。

服中药及外用药滴耳后，双耳复聪。

双舌病案

骆某，女，7 岁，海淀人。

初诊：2011 年 6 月 21 日。

数月来，舌下生长一个小舌，直径约 1.2cm，大
便干燥，纳食可。舌质红苔白，脉沉弦细尺弱。

诊断：舌病（心脾热郁，肾阴不足）。

治法：清心泻脾，养阴清肾。

方药：生地黄 6g，莲子心 10g，炒栀子 6g，白
茅根 10g，连翘 10g，蒲公英 10g，紫花地丁 10g，桃

仁 6g，生甘草 6g。

次诊：2011 年 7 月 12 日。

服上方小舌缩小些，呈红色。舌质红苔白，脉弦细。继以前方进退。

生地黄 6g，连翘 10g，川连 5g，炒栀子 10g，黄芩 10g，薏苡仁 15g，白花蛇舌草 10g，赤小豆 10g，生甘草 9g。

水煎服，14 剂。

三诊：2011 年 8 月 11 日。

服上方诸症悉除，舌质红苔白，脉弦细，继以次诊方加：莲子心 10g，蒲公英 10g，紫花地丁 10g。水煎服，14 剂。

四诊：2012 年 7 月。

诉说去年 9 月份小舌已全退。此诊欲治小儿近视。

男女科病

痛 经 案

刘某，女，33岁，北京人。

月经来潮时腹痛，多年不愈，生育后仍然疼痛不止。

经查：时有腰酸乏力，月经来潮时有少量血块，胸胁痛，心烦易躁，时有不眠。舌质暗苔淡黄厚腻，脉沉弦。

诊断：痛经(气滞血瘀)。

子宫腺肌症。

治法：理气活血止痛。

方药：北柴胡6g，郁金10g，香附10g，乌药10g，生蒲黄10g，木香6g，丹参10g，桃仁10g，杏仁10g，血竭3g，当归15g，炒白术10g，巴戟天10g，菟丝子10g，菖蒲10g，远志10g，柏子仁10g，三棱10g，莪术10g。

水煎服，30剂。

连服2~3个月后腹痛止。

不孕症案 1

韩某，女，39岁，北京人。

初诊：2011年11月15日。

经多家医院检查宣布不可能再孕，因为卵巢完全退化。宫腔呈伞状。

近日突发耳鸣，耳聋，左耳听力为90分贝，左眼颤动，心情抑郁。

诊断：不孕（精血不足）。

卵巢退化性不孕症。

治法：养精补肾，健脾调经，养血助孕。

方药：淫羊藿15g，仙茅10g，枸杞子10g，熟地黄10g，山萸肉10g，炒白术10g，茯苓10g，鸡内金3g，香橼3g，佛手3g，砂仁2g，白豆蔻2g，甘草2g。

水煎服，60剂。上药调理3个多月后有身孕。

不孕症案 2

王某，女，25 岁，北京人。

初诊：2012 年 9 月 23 日。

婚后 1 年余同居未孕，月经来潮时腰酸腹痛，有少量血块，经期后衍。舌暗红，脉弦细尺弱。

诊断：不孕（精血不调）。

治法：调理养血助孕。

方药：当归 10g，白芍 10g，薏苡仁 15g，川芎 9g，丹参 10g，香附 10g，坤草 10g，瓜蒌 15g，桃仁 10g，赤芍 10g，生地黄 6g，熟地黄 6g，三棱 10g，莪术 10g，浙贝母 10g，夏枯草 10g，猪苓 10g，泽泻 10g，炒白术 10g，茯苓 10g，土鳖虫 10g。

二诊：2012 年 11 月 13 日。

服上方两个月药后已身孕 4 周，腰酸下坠，有褐色分泌物，神疲嗜卧。舌质红苔白，脉弦滑尺弱。

诊断：妊娠先兆流产。

治法：益肾健脾安胎。

方药：炒白术 10g，桑寄生 10g，炒杜仲 10g，川续断 10g，山萸肉 10g，升麻炭 3g，生侧柏炭 6g，血余炭 3g，生黄芪 10g，陈皮 3g，生甘草 3g。

水煎服，14 剂。

不孕症案 3

韩某，女，39 岁，北京人。

初诊： 2001 年 11 月。

主诉： 耳鸣耳聋 2 个月，左耳 90 分贝。多家医院诊断为卵巢萎缩，宫腔呈伞状，已无生育能力。月经往来无定，色暗量少。舌质红苔白，脉沉弦细尺弱。

诊断： 不孕、耳鸣耳聋（精血不足，精虚）。

卵巢萎缩。

治法： 调经养血，益肾开窍复聪。

方药： 当归 15g，赤芍 10g，白芍 10g，生地黄 10g，熟地黄 10g，川芎 9g，丹参 15g，地骨皮 15g，枸杞子 10g，蝉蜕 5g，全蝎 3g，玄参 10g，山药 30g，生甘草 9g。

水煎服，30 剂。

外用： 全蝎 10g，人工牛黄 1g，甘草 30g，用

100mL 香油煎炸诸药至焦黄，晾凉后将药油沥出。每日早晚各一次，滴耳内（双耳）各 2~3 滴。

次诊：2011 年 12 月。

服以上外用药及内服中药后听力显著好转，他症如前。舌质红苔白，脉沉弦细尺弱，继以前法治之。加用生黄芪 30g，磁石 60g。水煎服，60 剂。

三诊：2012 年 2 月。

经查已身孕月余，时有咳嗽白痰，他症如常，舌质红苔白，继以益肾健脾安胎剂。

炒白术 15g，炙黄芩 10g，前胡 10g，苏叶 10g，山药 30g，芦根 10g，麦冬 10g，生地黄 10g，远志 10g，柏子仁 10g，五味子 10g，山萸肉 10g，炒杜仲 10g，桑寄生 10g，川续断 10g，生黄芪 6g，生甘草 9g。

水煎服，14 剂。

不育不孕案

苏某，男，33岁，北京人。

阮某，女，28岁，北京人。

初诊： 2007年7月。经查：男方有支原体感染、无精子症。睾丸容量左6.0mL，右6.1mL，双侧精索静脉曲张（1级），性欲减退，尿频，分叉，时有精浊，出差时间多。女方有心脏病，精血不足，瘦弱体质。

经过两年间断治疗，男方精子最高可达500万/mL，女方卵泡直径可达2cm大小。后让男方坚持服药45天。后做试管婴儿，女方成功怀上双胞胎（龙凤胎），未进行中药保胎至身孕18个月后发现小的胞胎发育缓慢，大的胞胎发育良好。18个月时妊娠呕吐，小胞胎发育停止。

女方服药： 炒白术15g，条黄芩6g，淡竹茹10g，伏龙肝30g，陈皮3g，山药30g，川续断10g，桑寄生10g，生黄芪10g，太子参3g，五味子10g，麦冬10g。

7剂，水煎服。

生一男孩，母子平安。

期间男方一直坚持服中药。如下：

初诊： 2007 年 6 月。

生地黄 10g，熟地黄 10g，枸杞子 10g，制首乌 10g，女贞子 10g，山萸肉 10g，淫羊藿 15g，怀牛膝 10g，巴戟天 10g，黄柏 10g，知母 10g，丹参 10g，水蛭 3g，生甘草 6g，鹿茸粉 0.1g。

15 剂，为寄出方。

二诊： 2007 年 7 月 3 日。

上方加：莪术 15g，琥珀、三七粉各 1g。

三诊： 2007 年 7 月 17 日。

初诊方加：川芎 6g。

四诊： 初诊方加鹿角胶 10g，鹿茸粉 0.3g，虫草菌 2g。

五诊： 2007 年 11 月。

初诊方加：肉苁蓉 10g，黄柏 6g，知母 6g。

六诊： 2007 年 12 月。

初诊方加：白蒺藜 30g，土鳖虫 3g。

七诊： 2008 年 1 月 22 日。

初诊方加：䗪虫 10g，车前子 10g。

八诊： 2008 年 2 月 5 日。

初诊方加：石斛 30g，生牡蛎 60g，丹皮 30g，玄参 60g。

九诊：2008 年 9 月。

初诊方加：熟地黄 30g，川萆薢 30g。

十诊：2009 年 11 月 6 日。

初诊方加：柴狗肾 15g。

复诊：2010 年 3 月。

初诊方加：泽泻 10g。

复诊：2010 年 6 月。

初诊方加：仙茅 10g，蜈蚣 2 条，土鳖虫 10g。

复诊：2010 年 8 月。

初诊方加：红人参 3～5g。

复诊：2011 年 4 月。

初诊方加:川芎 30g，红花 30g。减:黄柏、知母。后其妻已孕，停止服药。母子平安，龙凤胎。

停育案 1

周某，女，37 岁，北京人。

初诊：2010 年 4 月。

该患者先天一肾缺如，婚后于 2009 年 11 月身孕 38～39 天时停育，后又有一次人工流产。

目前腰酸楚，月经尚可，量略少。舌质红苔白腻，边有齿痕，脉沉弦缓迟弱。

诊断：停育（精血不足）。

治法：益肾养肝。

方药：山药 15g，当归 10g，白芍 10g，薏苡仁 30g，桑寄生 10g，香附 10g，川芎 3g，川续断 6g，炒白术 10g，茯苓 6g，枸杞子 10g，巴戟天 10g，淫羊藿 10g，生甘草 6g。

水煎服，30 剂。

二诊：2010 年 5 月 28 日。上方改为颗粒剂，继服 30 剂。

三诊：服上方已身孕，梦多，舌质红苔白，脉弦滑尺弱（胎漏）。拟以益肾健脾止血安胎剂治疗。

桑寄生 10g，炒杜仲 15g，山药 15g，川续断 15g，条黄芩 6g，炒白术 10g，茯苓 6g，党参 10g，菖蒲 6g，远志 6g，柏子仁 6g，五味子 6g，生黄芪 10g，侧柏炭 6g，地榆炭 6g，陈皮 3g，生甘草 6g。

水煎服，15 剂。

四诊：2010 年 10 月 15 日。

服上方后，已身孕 60 天，胎芽、胎心均正常，他症尚可。舌质红苔白，脉弦滑（左小右大）。

上方加：地榆炭 3g，侧柏炭 3g。水煎服，15 剂。

五诊：2010 年 11 月 2 日。

服上方药，胎芽、胎心诸症正常，舌质红苔白，脉弦滑。

生黄芪 15g，党参 10g，山药 10g，炒白术 10g，茯苓 10g，山萸肉 10g，桑寄生 10g，炒杜仲 10g，川续断 10g，升麻 3g，条黄芩 6g，侧柏炭 6g，生甘草 6g。

水煎服，30 剂。

停育案 2

胡某，女，37 岁，北京人。

初诊：2011 年 1 月 7 日（曾孕一胎未成活）。

2008 年 5 月曾宫外孕，输卵管一侧切除，一侧瘀堵。现月经提前，26 天一次，经期 3～4 天，量一般，面色黄无华，夜寐梦多，神疲嗜卧。苔白滑，脉弦细尺弱。

诊断：停育（精气不足）。

治法：益肾养血。

方药：当归 15g，白芍 10g，熟地黄 10g，川芎 6g，香附 10g，五味子 10g，远志 10g，生地黄 10g，丹参 10g，炒白术 10g，茯苓 10g，柏子仁 10g，淫羊藿 15g，巴戟天 6g，怀牛膝 10g，琥珀粉 1g（冲服），三七粉 1g（冲服）。

水煎服，30 剂。

次诊：2011 年 10 月。

服上方 5 个月，至 2011 年 10 月 11 日。

次诊：2012 年 3 月 20 日。

已妊娠 43 天，经查无胎心，无胎芽。舌质红，苔中心黄，脉弦滑尺弱，继以养心健脾、补肾之剂调养。

三诊：2012 年 4 月 10 日。

党参 10g，麦冬 10g，五味子 10g，柏子仁 10g，熟地黄 6g，山萸肉 10g，远志 10g，川续断 10g，桑寄生 10g，炒杜仲 10g，炒白术 10g，山药 10g，生黄芪 15g，生甘草 6g。

水煎服，14 剂。

四诊：2012 年 4 月底。

服上方诸症悉减，经查已孕，胎儿胎芽、胎心已出现，妊娠大喜。苔白，脉弦滑仍尺弱。继以前法击鼓再进。

停育案 3

吴某，女，30 岁，河北人。

初诊：2011 年 12 月。

主诉：2004 年生一女儿，已上小学。2006 年胎儿 4 个月时，因故引产；2007 年孕 70 天出血胎停育；2008 年孕 60 天胎停育，无胎芽，无胎心；2009 年孕 60 天胎停育，无胎芽，无胎心。近几年避孕，至今欲求生育，故来院诊治。

月经按时，3～5 天始净，量少，有少量血块，腰酸痛沉重。舌质红苔白腻，脉沉弦细尺弱。

诊断：停育（精血不足）。

治法：调理养血助孕。

方药：当归 15g，白芍 10g，生地黄 10g，熟地黄 10g, 川芎 9g, 菖蒲 10g, 远志 10g, 龙眼肉 10g, 巴戟天 15g, 川续断 10g, 桑寄生 10g, 炒杜仲 10g, 五味子 10g, 柏子仁 10g, 山萸肉 10g, 香附 10g, 侧柏炭 10g, 生黄芪 15g, 生甘草 9g。

水剂服, 21 剂。

次诊: 2012 年 3 月。

服上方至今, 月经已转为 32 天一潮, 腰酸下坠, 心悸, 咽干舌燥, 二便调。脉弦细尺弱。经查 HCG (人绒毛膜促性腺激素) 阳性, 显示已成功妊娠。

诊断: 妊娠腰痛。

治法: 益肾安胎。

方药: 党参 6g, 麦冬 10g, 炒白术 10g, 山药 30g, 生黄芪 15g, 川续断 10g, 桑寄生 10g, 炒杜仲 10g, 五味子 10g, 北柴胡 3g, 升麻 3g, 巴戟天 6g, 远志 10g, 柏子仁 10g, 炙甘草 6g。

颗粒剂, 30 剂。以观后效。

不育案

韩某，男，29 岁，顺义人。

初诊： 2007 年 11 月。

婚后 3 年同房，其妻两次胎停育。2005 年孕 60 天停育，2007 年 2 月 50 天胎停育。

经查： 男方小睾丸，右侧容量 10mL，左侧 7.24mL，精子数量 17.48×10^4/mL，活率 53.33%。

诊断： 小睾丸（精弱，精气不足）。

方药： 滋肾增精丸、清肾生精丸各 90 丸。

次诊： 2009 年 4 月，精子量 45.33×10^4/mL，活率 30%。

继服中药：滋肾增精丸、活血生精丸各 90 丸。

三诊： 2011 年 12 月。

症状好转。

继服中药：滋肾增精丸、清肾增精丸各 90 丸。

四诊： 2012 年 3 月。

来院告知其妻已孕。生一男孩 8 斤多，母子平安。

宫颈囊肿案

邱某，女，45岁，河南人。

初诊：2007年8月31日。

宫颈囊肿0.5cm×0.3cm，近期时有便血，疼痛。胃脘胀满。苔根部白腻少津，脉弦滑。

方药：薏苡仁60g，天冬50g，金钱草60g，葛根60g，郁金50g，怀牛膝50g，生地黄50g，炒白术50g，槐花60g，槐角50g，香附50g，木香30g，地榆30g，炒枳壳30g，炒谷芽30g，山萸肉30g，草决明30g，当归30g，白芍50g，羌活30g，威灵仙30g，丹皮30g，焦三仙各20g，泽泻15g，琥珀粉3g，三七粉3g。

颗粒剂，5剂。

次诊：2007年10月26日。

近期服药后大便稍带血丝，乳腺增生，舌质红苔腻。

方药：三棱30g，莪术30g，北柴胡18g，土鳖虫30g，地榆炭60g，侧柏炭60g，槐花60g，炒白术60g，麻仁60g，郁李仁60g，紫珠草60g，生地黄

30g，熟地黄 30g，怀牛膝 50g，香附 50g，郁金 60g，葛根 60g，白及 10g，制首乌 30g，当归 30g，威灵仙 50g，白芍 50g，丹参 50g，羌活 30g，山萸肉 30g，焦三仙各 20g，泽泻 30g，琥珀粉 3g，三七粉 3g。

颗粒剂，6 剂。

复诊： 2012 年 5 月 22 日。

胃脘痛，呃逆，食后堵闷，面萎黄，体重下降，乳腺增生疼痛，二便调，足跟痛。舌质红苔黄厚腻，脉缓沉尺弱。

焦白术 15g，川连 3g，党参 10g，太子参 5g，生黄芪 15g，佛手 10g，香橼 10g，陈皮 6g，清半夏 6g，茯苓 10g，延胡索 10g，没药 10g，蒲公英 10g，薏苡仁 30g，焦三仙各 5g，乳香 10g，浙贝母 15g，生甘草 9g，乌贼骨 6g，降香 3g，莪术 10g。

颗粒剂，14 剂。

小睾丸无精子症案

田某，男，23 岁，河南人。

初诊： 2011 年 8 月 15 日。

经多地医院检查，诊断为睾丸发育不良。

查：无胡须，无阴毛，无腋毛。可晨勃有射精，睾酮低下 0.47μmol/L，神疲嗜卧多梦，二便调，腰酸尿频。舌红苔白，脉弦沉细尺弱。

B 超：右睾丸容量 4mL，左睾丸 2.68mL。

触摸：右睾丸容量 6mL，左睾丸 4mL。

诊断：小睾丸无精子症。

治法：益肾生精。

方药：清肾增精丸，90 丸，每次各 1 丸。滋肾增精丸，90 丸，口服每日 3 次。

二诊：2011 年 9 月 15 日。

经查：精液常规：精子密度（76～93）×10^6/mL，活率 4%，A 级 13.3%，B 级 20%，继服上方 1 个月。

三诊：2011 年 10 月 20 日。

服上方诸症悉减。查精子量 147.93×10^6/mL，A 级 15.49%，B 级 15.49%，C 级 46%，液化差，舌质红苔白，脉沉细尺弱。

方药：液化丸 120 丸，滋肾增精丸 120 丸，每次各 2 丸，日服 2 次。

四诊：2011 年 12 月 22 日。

服上方液化佳，精子计数 $108.34 \times 10^6/\text{mL}$，A 级 23.07%，滋肾增精丸 180 丸，液化丸 180 丸，每次各 1 丸，口服 3 次。

五诊：2012 年 2 月 27 日。

服上方液化佳，精子计数 $83.34 \times 10^6/\text{mL}$，A 级 7.5%。滋肾增精丸 180 丸，每次 2 丸，日服 3 次。

六诊：2012 年 5 月 7 日。精子量 $216.08 \times 10^6/\text{mL}$，A 级 33.65%，舌红苔白，脉弦细尺弱。

滋肾增精丸，360 丸。

七诊：2012 年 7 月。

服上方 2 个月。

八诊：2012 年 9 月 10 日。

滋肾增精丸，180 丸，每次 2 丸，日服 3 次。

活血生精丸，90 丸，每次 1 丸，日服 3 次。

阳痿案 1

尹某，男，36 岁，北京人。

初诊：2012 年 3 月 2 日。

婚后多年（11 年）未育，经查每周同房一次，触之1分钟，时有尿频、腰酸。苔白腻边有齿痕，脉沉弦尺弱。

诊断：阳痿（精气不足，精弱不育）。

治法：益肾兴阳，活血强精。

方药：黄柏15g，知母15g，蒲公英15g，紫花地丁15g，生地黄10g，熟地黄10g，枸杞子10g，何首乌10g，丹参10g，赤芍10g，淫羊藿30g，车前子10g，泽泻10g，生甘草9g。

水煎服，30剂。

次诊：2012年4月6日。

上方下药减至黄柏6g，知母6g，蒲公英6g，紫花地丁6g。水煎服，30剂。

三诊：2012年4月13日。

来门诊告知阳痿已愈，欲求子。

阳痿案2

马某，男，37岁，河南人。

初诊：2012年4月12日。

离异有一女孩，患阳痿、尿频多年，胃脘胀、腹泻 10 余年，耳鸣乏力。

每次服"分心木"10g 左右，夜尿 3 ~ 4 次，喝"分心木"液后一夜未起床，疗效显著。舌质红苔白腻，脉沉弦缓尺弱。

诊断：阳痿、腹泻（脾胃不足）。

治法：健脾养胃，温中止泻。

方药：炮姜 10g，高良姜 3g，木香 6g，制附子 3g，肉桂 10g，炒白术 10g，丁香 3g，葛根 15g，椿根皮 10g，大枣 5g，鸡内金 3g。

颗粒剂，24 剂。

阳痿案 3

李某，男，40 岁，辽宁人。

初诊：2011 年 6 月。

时有阳事不举，坚时短，合房时触之 1 ~ 2 分钟，触之即泄，腰酸乏力，神疲嗜卧，经用 6 个月中药后可达 2 ~ 3 分钟。舌质红苔白，脉弦缓尺弱。

诊断：阳痿、早泄（精气不足）。

治法：益肾兴阳。

方药：制马钱子 0.3g，麻黄 3g，巴戟天 30g，菟丝子 15g，柴狗肾 10g，制附子 10g，肉桂 60g，肉苁蓉 15g，枸杞子 15g，白蒺藜 30g，韭子 15g，淫羊藿 30g，白茅根 10g，补骨脂 10g，桑螵蛸 10g，鹿茸粉 0.4g。

水煎服，60 剂。

二诊：2012 年 12 月 3 日。

继服上方 60 剂，合房已达 7～10 分钟以上。

早泄不育案

张某，男，35 岁。

初诊：2011 年 10 月。

主诉：婚后两年同房未育，近期合房后射精无力，触之不足 1～2 分钟，腰酸乏力，眠安，二便调。舌淡红苔白质，脉沉缓尺弱。

诊断：早泄、不育（精气不足）。

治法：益肾强精。

方药：制附子 6g（先煎），紫油桂 6g（后下），巴戟天 15g，菟丝子 15g，鹿角胶 10g，韭子 10g，柴狗肾 10g，淫羊藿 30g，仙茅 10g，肉苁蓉 10g，生黄芪 30g，红人参 3g（先煎），北柴胡 6g，鹿茸粉 0.5g（冲服）。

水煎服，30 剂。

次诊：2012 年 1 月。

服上方合房后触之可达 10～20 分钟以上，多年来所患阳痿、早泄、射精不足症获痊愈。

精腺癌案

林某，男，66 岁，广州人。

初诊：2012 年 8 月 31 日。

于 2006 年 7 月 6 日查前列腺 4.1cm×3.6cm，12 月 5 日查 I 度增大。2008 年 10 月 30 日，血压 130/99mmHg，癌胚抗原（CEA）正常，心脏有早搏，3 次/分钟，2011 年 1 月 15 日查：前列腺增生。

诊断：癃闭、精腺癌（肾虚不固）。

前列腺癌。

治法：补益肝肾。

方药：土鳖虫 10g，生黄芪 15g，王不留行 15g，皂角刺 15g，桃仁 15g，泽兰 15g，扁豆 15g，桂枝 10g，茯苓 15g，附子 10g，干姜 15g。

3 剂。

2011 年 1 月 15 日查：高血压 180/110mmHg，眩晕肝肾两虚。

方药：何首乌 30g，钩藤 30g，车前子 30g，泽泻 20g，丹参 15g，决明子 30g，夏枯草 15g，怀牛膝 30g，桃仁 10g，红花 5g，天麻 15g，炒莱菔子 10g。

水煎服，7 剂。

二诊：2012 年 4 月 28 日。

血压 180～130/110～75mmHg，高血压病Ⅲ级，舌质淡红苔薄白，脉滑，眩晕，肝肾两虚。服西药阿司匹林肠溶片。

何首乌 30g，钩藤 10g，泽泻 20g，丹参 30g，决明子 30g，夏枯草 15g，怀牛膝 30g，桃仁 10g，红花 5g，天麻 15g，莱菔子 10g，党参 25g，黄芪 30g。

水煎服，7 剂。

三诊：2012 年 5 月 31 日。

仍有高血压，前列腺增生（46mm×45mm×46mm）。前列腺特异性抗原（PSA）增高，14.42ng/mL。

党参 15g，黄芪 15g，茯神 15g，白术 10g，远志 15g，酸枣仁 15g，黑豆 15g，山萸肉 15g，木香 15g，甘草 5g，杜仲 15g，龙骨 30g。

水煎服，7 剂。

继服中药，症状缓解。

极度少精子不育案

郑某，男，35 岁，山东人。

初诊： 2010 年 7 月。

同居 5 年未育，触之持续 2 分钟，时常早泄，小睾丸，容量为 3.4mL 和 4.1mL。精子 3～4 个。

服中药间断治疗。

诊断： 不育（精气不足）。

治法： 温肾兴阳。

方药： 温肾兴阳胶囊 6 盒。益肾生精丸、活血生精丸各 9 盒。

服 16 个月后，精子数量达 14×10^6/mL，活率 A 级 33%。

2012 年 3 月其妻已孕 2 个多月。

其　他

肌无力案 1

路某，女，17 个月。

初诊：2012 年 2 月 3 日。

因惊吓，又逢感冒后出现幼儿肺炎。现全身发抖，眼睑下垂。舌质红苔白，脉细微数。

诊断：肌无力（气血不足，惊恐伤肾）。

治法：益气养血，生阳滋肾安神。

方药：生黄芪 3g，炒白术 3g，陈皮 3g，五味子 3g，菖蒲 3g，远志 10g，枸杞子 3g，茯神 2g，柏子仁 3g，生甘草 3g。

水煎服，30 剂。

二诊：2012 年 4 月 6 日。

服上方 7 剂后眼睑下垂已愈，今日后背出现稀疏小细红疹，睡时手臂定时伸出被外揉眼搓鼻，二便调。舌质红苔白，脉弦细缓，继前方进退。

上方减陈皮，加地骨皮 3g，生地黄 3g，麦冬 3g，焦三仙各 1g。

水煎服，7 剂。

病情缓解，继服中药至痊愈。

肌无力案 2

薛某，女，10 岁，内蒙古人。

初诊：2006 年 9 月 8 日。

近期神疲嗜卧，视物双影，双眼睑下垂，闭合，用手指掀开才可以一线视物。舌质红苔白，脉弦细尺弱。

诊断：肌无力（肺、脾、肾三脏俱虚）。

治法：补肺健脾益肾，升阳益胃。

方药：生黄芪 15g，炒白术 10g，党参 10g，茯苓 10g，山萸肉 10g，山药 30g，升麻 3g，柴胡 3g，陈皮 6g，大枣 6 枚，玉竹 10g，黄精 10g，淫羊藿 10g，五味子 6g，鸡内金 3g，焦三仙各 5g，生甘草 6g。

水煎服，30 剂。

二诊：2006 年 9 月 8 日。

服上方右眼睑已正常，左眼睑仍下垂。舌质红苔白，脉弦滑，继宗前法进退。

上方加：当归 3g，枸杞子 5g。

水煎服，30 剂。

三诊：2006 年 12 月 5 日。

服上方药后眼睑明显好转，唯握力差，自感全身乏力。舌质红苔白腻，脉弦细尺弱。继以前方进退。

初诊方加：茅根 3g，当归 3g，枸杞子 3g。水煎服，30 剂。

四诊：2007 年 2 月 27 日。

服上方握力、走路都如常人。眼睑功能已达正常，舌质红苔白，脉沉弦细，继以前方加：炒谷芽 10g，砂仁 1g。水煎服，30 剂。

五诊：2007 年 5 月 15 日。

服上方已达临床治愈，数月以来病情稳定未出现肌无力症状。舌质红苔白，脉弦缓，继宗前方进退，以冀巩固疗效，防止复发。

生黄芪 20g，炒白术 15g，陈皮 3g，升麻 3g，淫羊藿 6g，鸡内金 3g，焦三仙各 5g，炒谷芽 6g，五味子 6g，玉竹 6g，当归 6g，黄精 6g，乌梅 3g，冬瓜子 15g，桑白皮 6g，生甘草 3g。

水煎服，30 剂。

腰椎退化性病变案

鲍某，男，61 岁，广州人。

初诊：2012 年 9 月 21 日。

近期腰腿病，举步艰难走数十步则疼痛难忍，本想来京手术，欲先用中药试试效果。心烦急躁，牙龈肿痛。舌质暗红苔白，脉沉弦细尺弱。

诊断：腰椎病（肝肾不足，风邪阻络）。

治法：补益肝肾，祛风活络。

方药：骨碎补 15g，补骨脂 10g，狗脊 10g，巴戟天 30g，菟丝子 10g，青风藤 10g，海风藤 10g，羌活 10g，独活 10g，地骨皮 30g，怀牛膝 30g，牛蒡子 15g，枸杞子 10g，熟地黄 10g，土鳖虫 10g，川芎 6g，丹参 30g，炒杜仲 10g，血竭 1.5g，穿山龙 30g，红花 10g，乳香 10g，没药 10g，当归 10g，赤芍 6g，白芍 6g。

水煎服，5 剂。

二诊：2012 年 9 月 25 日。

服上方后可以走 4 公里路，毫无痛苦，全身舒适，自觉精力充沛。舌质暗红苔白，脉沉弦细。继宗前方进退。

上方加：鹿角胶 10g，太子参 10g，鹿茸粉 0.3g。水煎服，5 剂。

颈椎病案

袁某，女，72 岁，河南人。

初诊：2012 年 6 月 1 日。

头晕，颈项强痛，肢麻木。2012 年 3 月发腔隙性脑梗死及脱髓鞘改变，血压 180/85mmHg。经查：颈动脉内膜增厚伴斑块形成。右侧椎动脉狭窄 50% 以内。

诊断：颈中痹（痰阻血瘀，络脉被阻）。

治法：祛痰活血通络。

方药：葛根 30g，山楂 10g，丹参 10g，赤芍 10g，威灵仙 15g，夏枯草 10g，络石藤 10g，羌活 10g，独活 10g，青风藤 10g，海风藤 10g，牛蒡子 10g。

二诊：2012 年 9 月 7 日。

服上方后项强痛，肢麻均有好转。舌质红苔白，脉弦细尺弱。上方加：枸杞子 10g。继服 14 剂。

三诊：2012 年 11 月 6 日。

服上方诸症明显好转，经查：EDV-LmlA 分叉点 11.1mm×2.0mm→15mm×1.8mm，其斑块缩小，继以初诊方加：枸杞子 10g，薏苡仁 10g。水煎服，14 剂。

人乳头瘤病毒（HPV）高危型案

严某，女，33 岁。

初诊：2011 年 10 月 11 日。

高危型 HPV DNA 检测，检测值 640.16pg/mL（正常值 <1pg/mL）。结果:HPV DNA（高危型）阳性。

检查：月经按时来潮，5 天后经量少，时有头晕，咽痛，夜间盗汗，二便调。舌质红苔白腻，右侧有红斑，脉弦细。

诊断：人乳头瘤病毒高危型（肝肾不足）。

治法：补益肝肾。

方药：当归 15g，白芍 10g，生地黄 10g，熟地黄 10g，川芎 9g，玄参 10g，浙贝母 10g，生牡蛎 30g，女贞子 10g，薏苡仁 30g，炒白术 10g，茯苓

10g，香附 15g，生甘草 6g，鹿角胶 10g。

水煎服，14 剂。

二诊：2011 年 10 月 25 日。

服上方诸症好转，唯白带多，少腹偏右侧稍疼痛。舌质红苔白腻，脉弦缓尺弱。

上方加：白花蛇舌草 30g，山萸肉 10g，党参 10g。水煎服，14 剂。

外用药:苍白术 15g，白术 15g，黄柏 15g。2 剂外洗。

三诊：2011 年 11 月 8 日。

上方继用 14 剂。

四诊：2012 年 1 月 13 日。

上方继用 14 剂。

五诊：2012 年 2 月 3 日。

外感，用调经养血。

六诊：2012 年 2 月 14 日。

调经养血。

七诊：2012 年 3 月 23 日。

调经养血。

八诊：2012 年 4 月 13 日。

经查：人乳头瘤病毒阴转，舌质红苔白，脉弦。继以调经养血治疗。

九诊：2012 年 4 月 27 日。

继以上法调治之。

坤草 15g，丹参 15g，当归 10g，香附 10g，枸杞子 10g，川芎 6g，赤芍 10g，白芍 10g，薏苡仁 30g，郁金 10g，泽兰 10g，北柴胡 6g，生草 9g。

水煎服，14 剂。

百岁老人呃逆不除案

贾某，男，100 岁，北京人。

初诊：2013 年 7 月 18 日。

出院在家期间，出现呃逆不除，纳呆食少。舌质红苔白，脉弦缓。

诊断：呃逆（脾阳不升，胃失和降）。

治法：醒脾升阳，化滞和胃降浊。

方药：橘瓣 2 片。

含后呃逆即除，思饮进食均安。

百岁老人高热案

曾某，男，99岁，北京人。

初诊：2012年2月。

外感发热住协和医院5天，用药未退热。

邀余诊治，查发热恶寒无汗，舌质红苔薄白，咳嗽，稀薄痰咽痒，二便调，口渴，思饮。

诊断：发热（余热未解，外邪仍有）。

治法：清热疏风解表。

方药：白茅根10g，芦根10g，北柴胡6g，薄荷5g，荆芥6g，桑叶6g，桑白皮6g，川贝母5g，杏仁5g，前胡6g，生石膏15g，淮山药15g，生甘草6g。

水煎服，2剂。

服第1剂汗出，身热已退，咳嗽已止。嘱再服1剂，以喝稀粥为主，调养两日，以观后效，未再出现身热症。

32 年遗尿案

孙某，女，63 岁，北京人。

初诊： 2011 年。

27 年前生二子后一直遗尿，不方便外出。在北京卫视《养生堂》节目听到我讲"分心木"（核桃仁中间的隔档）可治遗尿、尿频、肾虚证，就每日煎水喝，每次 3g "分心木"，喝 2 天后，遗尿则止。

小小的"分心木"如此之神奇，可以说是难能可贵的！此病人生二子后，精血耗伤下虚元气不固，约束水液之职失司而出现遗尿。此"分心木"有益肾固精，约束水液之功，故有此神功也。

《素问·宣明五气论》曰："膀胱不利为癃，不约为遗溺。"《金匮要略》曰："盖水虽主于肾，而上连肺，若肺气无权，则肾水终不能摄。"

重型斑秃案

王某，女，6 岁，丰台人。

初诊： 2012 年 4 月。

出生时有头发，4个月时脱发，但1岁时夏季长发，秋季脱发，眉毛脱，其间注射过"平阳霉素""地塞米松"。夜间睡眠不实。儿童医院诊断为：重症斑秃，湿疹。舌质红苔白腻，脉沉细尺弱。

诊断：脱发（精血不足）。

治法：补益精血。

方药：枸杞子5g，熟地黄5g，山萸肉5g，党参3g，黑芝麻5g，炒白术3g，制首乌3g，桑叶3g。

水煎服，30剂。

外涂：六一散10g，松花粉10g，青黛5g。1剂。

次诊：2012年6月。

服上方诸症好转，舌质红苔白，脉沉细尺弱。

上方加：陈皮3g，鸡内金1g，党参5g，白术5g，生黄芪6g，焦三仙各3g。30剂。

三诊：2012年8月。

服上方未见生发，舌质红苔白腻，脉弦，大便1～2次/日，继服中药：

枸杞子10g，熟地黄6g，山萸肉6g，焦三仙各5g，黑芝麻10g，制首乌6g，鸡内金1g，党参6g，生黄芪10g，山药6g，生甘草2g，淫羊藿5g。

30 剂。

四诊：2012 年 12 月。

服上方，他症好转，舌质红苔白，脉弦细尺弱。

上方继服。

外用：桑叶 10g，桑白皮 10g，黑芝麻 10g，熟地黄 10g，制首乌 10g，枸杞子 10g，薄荷 3g，防风 3g，山萸肉 10g，白酒 500mL，泡上药 1 周涂患部。

五诊：2013 年 6 月。

三诊方加：核桃仁 3g，女贞子 6g，淫羊藿 3g，鹿角胶 3g，焦白术 3g。30 剂。

六诊：2013 年 11 月。

上方继服，外用药继用，效不更方。

七诊：2014 年 7 月 4 日。

左耳下腺肿大，如杏大，头上中部及四周长起黑发，稀疏，且软。舌质红苔白腻，脉弦细尺弱。

依前法做水丸，3 次/日，每丸 10g。

薏苡仁 30g，鸡内金 3g，浙贝母 3g，蒲公英 10g，枸杞子 10g，桑椹 5g，熟地黄 5g，炒白术 10g，陈皮 6g，当归 6g，制首乌 5g，生甘草 3g。

皮肤癌案

李某，男，47岁，北京人。

初诊：2012年2月于门诊救治。

左脚心上长了北斗星样的6～7个棋子形肿物，有的已出现菜花状溃疡。

北京某医院诊断为"怪病"转到协和医院，仍难以下明确诊断。早在《外科正宗》中即有："翻花疮第四十九，如鳖棋子样难扎，翻花者乃头大蒂小。"此为中医所说的皮肤癌之一。

方药：白花蛇舌草30g，乳香10g，没药10g，炒白术10g，西洋参10g，太子参10g。

水煎服，7剂。

外用药：僵蚕10g，蜈蚣5g，壁虎5g，金银花10g，全蝎5g，土鳖虫10g，紫花地丁15g，蒲公英10g，露蜂房5g，蟾酥18g，卤石2g，硼砂2g。做成膏状（上药＋蜂蜜）涂纱布上外敷疮上，2天换1次药。

再诊：内服加外敷1个月后疮疡平伏，继用上药坚持3～6个月后肿物全部消失。

2014年3月右脚上又出现6～7个棋子样肿物，依上方继续用药，半年余痊愈。

年　　谱

1936 年 12 月 12 日，出生于河北永清县中医世家。

1937 年 6 月，随父迁入北京市。

1949 年 ~ 1953 年 6 月，拜师京城名医原北平国医学院董事、平民医院中医科主任陈世安先生门下学习中医。

1954 年，成为北京中医学会预备会员。

1954 ~ 1957 年，毕业于北京中医讲习班，中医进修学校第十期。

1957 年 5 月 ~ 1958 年 9 月，在北京市东城区报恩寺中医联合诊所任中医师改革组组长。

1958 年 10 月 ~ 1979 年 6 月，在北京市东城区北新桥医院担任中医师、主治医师、中医科主任、业务副院长。

1959 年 10 月，加入共青团。

1960 年 10 月，加入中国共产党。

172

1960 年 12 月～1961 年，在北新桥地区开展中药"康复丸"治疗营养不良性浮肿活动，取得良效。

1961～1973 年，以治疗内科热病、哮喘、咳喘、心悸、胸痹、眩晕、中风、风湿杂病为主，兼治妇科、儿科、皮科、外科疾病。

1968～1969 年，在平谷医疗队医院合作开展"膻中穴"埋藏羊肠线防治哮喘病，使第二年哮喘发病率减半。

1974 年～1979 年 6 月，担任北新桥医院副院长期间，与西学中医师一起开展中西医结合治疗"急腹症""烧伤""淋巴结核"等活动，获市科技二等奖（淋巴结核），并被评为市级中西医结合先进单位。

1977 年 6 月，获"北京市卫生系统科技先进工作者"奖状。

1979 年 7 月～1981 年 1 月，调北京市卫生局中医处负责中医日常工作。

1981 年 2 月～1998 年 2 月，任首都医科大学中医药学院附属鼓楼中医医院院长、主任医师，受聘北京中医学院客座教授。

1981 年 6 月，建立男科门诊。

1982 年 6 月，在市卫生局的领导下主办北京市中医"急症理论学习班"。

1983 年 3 月 1 日，在鼓楼中医医院建立北京市属中医院内第一个中医急诊室（科）。

1983 年，研制"合雀报喜"药膳治疗男性不育症获市科技奖。

1984 年，出席全国急诊工作会议（重庆），在大会上介绍鼓楼中医医院开展中医急诊工作的经验。

1984 年，担任国际中医药管理局北方热病组"风湿肺热病辨治方案及症候疗效评分法"课题组副组长。该课题相关论文于 1986 年获卫生部二级重大科技成果奖。

1987 年，被聘为北京市卫生技术人员职称系列高级职务评审委员。

1987 年，研制快速止喘新药"定喘擦剂"获东城区科技二等奖。

1987 年 4 月，在杭州参加"国际计划生育新技术"会议，大会宣读"'合雀报喜'治疗男性不育"临床报告。

1987 年 5 月，担任全国第一届中医男科专业委员会副主任委员。

1987 年 11 月，获中国北京"自然国际会议"优秀论文证书及铜牌奖。

1988 年 6 月，"'定喘擦剂'临床基础实验报告"获北京市卫生局科技成果二等奖。

1989 年 4 月，研制"阳痿理疗器"获国家专利局发明证书专利。

1989 年 4 月，被推选为北京中医学会第七届理事，内科专业委员会副主委。

1989 年，任第二、三届东城区人大代表。

1989 年 10 月，获中央卫生部"全国计划生育科学研究工作中做出成绩和贡献"荣誉证书。

1990 年，评为北京市名老中医之一，并评为中医继承指导老师。

1990 年 7 月，建立中医男科医院。

1991 年 6 月，所带学生中国中医研究院西苑医院 88 级中医计算机应用专业研究生的"计算机模拟陈文伯主治医师男性不育诊疗经验研究"通过专家鉴定。

1992 年 2 月，评为"全国卫生系统模范工作者"。

1993 年，任北京市第十届人大代表。

1993 年 3 月 1 日，组建"京城名医馆"，由关幼波任名誉馆长，董建华、祝谌予、董德懋、刘渡舟、赵绍琴、路志正、王绵之等中医专家担任技术顾问，陈文伯任馆长。

1993 年 6 月，中国中医研究院研究生的"陈文伯主任医师理气活血法治疗男性免疫性不育的理论和实验研究"通过专家鉴定。

1993 年 10 月，应日本东京大学哲茂教授邀请赴日本东京大学讲学，题目为"脑中风中医药治疗及预防"。

1993 年 10 月，国务院为其颁发"有突出贡献专家"政府特殊津贴证书。

1993 年 12 月，被评为"北京市有突出贡献专家"，获证书及奖杯。

1995 年 4 月，与佘靖副部长赴日本鉴定"日本和平基金委员会无偿捐助'京城名医馆'400 万人民币"事宜。

1996 年 4 月，新药"定喘擦剂"临床试验报告被评为国家"八五"优秀科技成果，入选《中国八五科技成果奖》。

1996 年 12 月，被聘为《首都医药》《北京中医》编委。

1997 年，应邀赴台湾讲学"谈原发性肝癌的中医治疗""论肝硬化腹水的中医药治疗""肝硬化腹水消退后的中医药调治"。

1997 年 2 月，被评为"全国各老中医药专家学术经验继承工作第二批指导老师。

1997 年 8 月，组建"炎黄国医馆"。

1998 年，应邀赴美国斯坦福大学讲学，题目为"中西医两种理论的区别"。

2000 年，在北京交流会上宣读"当代人体科学的前沿——基因组学与中医药学相似点的探讨"一文。

2001 年 2 月，研制"通脉强肾"获卫生部批准准字号药物。

2001 年 9 月～2004 年 9 月，定期赴香港理工大学讲学。

2002 年 4 月，研制"益肾抗衰茶"获卫生部批准健字号药物。

2003 年 3 月 5 日，与香港理工大学共同建立"京港中医诊所"。

2003 年 4 月，在《中国健康》发表"论中医药防治'春温'（非典）病"。

2004 年，被评为"全国老中医药专家学术经验继承工作第三批指导老师"。

2007 年 10 月，被特授予"全国老中医药专家学术经验继承工作第三批优秀指导老师"。

2008 年 1 月，研制的中药"抗体平"的相关课题——"'抗体平'对抗精子抗体阳性男子不育患者精子膜结构的影响"获中华中医药学会科学技术三等奖。

2008 年 8 月，被评为"全国老中医药专家学术经验继承工作第四批指导老师"。

2009 年，由中国战略研讨会、北京市中医局、鼓楼中医医院、京城易安中医药研究院联合举办"陈文伯教授从医六十周年座谈会"。

2014 年，被评为北京市"首都国医名师"。

2015 年，被评为北京市东城区"杰出人才"。